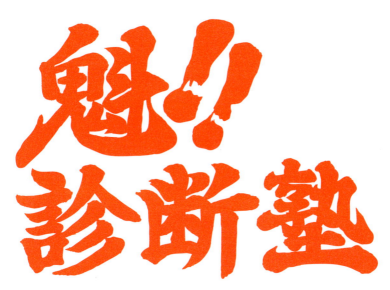

# 魁!!診断塾

## 東京GIMカンファレンス激闘編

**佐田竜一**
亀田総合病院 総合内科／内科合同プログラム

**綿貫　聡**
東京都立多摩総合医療センター 救急・総合診療センター

**志水太郎**
獨協医科大学病院 総合診療科・総合診療教育センター

**石金正裕**
国立国際医療研究センター 国際感染症センター・AMR臨床リファレンスセンター

**忽那賢志**
国立国際医療研究センター 国際感染症センター

医学書院

| 魁!! 診断塾―東京 GIM カンファレンス激闘編 |
|---|

発　行　2017 年 9 月 15 日　第 1 版第 1 刷Ⓒ

著　者　佐田竜一・綿貫　聡・志水太郎
　　　　石金正裕・忽那賢志

発行者　株式会社　医学書院
　　　　代表取締役　金原　優
　　　　〒113-8719　東京都文京区本郷 1-28-23
　　　　電話　03-3817-5600（社内案内）

印刷・製本　三美印刷

本書の複製権・翻訳権・上映権・譲渡権・貸与権・公衆送信権（送信可能化権を含む）は株式会社医学書院が保有します．

ISBN978-4-260-03194-3

本書を無断で複製する行為（複写，スキャン，デジタルデータ化など）は，「私的使用のための複製」など著作権法上の限られた例外を除き禁じられています．大学，病院，診療所，企業などにおいて，業務上使用する目的（診療，研究活動を含む）で上記の行為を行うことは，その使用範囲が内部的であっても，私的使用には該当せず，違法です．また私的使用に該当する場合であっても，代行業者等の第三者に依頼して上記の行為を行うことは違法となります．

JCOPY　〈出版者著作権管理機構　委託出版物〉
本書の無断複製は著作権法上での例外を除き禁じられています．複製される場合は，そのつど事前に，出版者著作権管理機構（電話 03-3513-6969，FAX 03-3513-6979，info@jcopy.or.jp）の許諾を得てください．

## 執筆協力者

| 氏名 | 所属 | 担当 |
|---|---|---|
| 上村　悠 | 国立国際医療研究センター エイズ治療・研究開発センター | 第1話 |
| 仲田 和正 | 西伊豆健育会病院 院長 | 第3話 |
| 原田　拓 | 昭和大学病院 総合診療科/獨協医科大学病院 総合診療科 | 第4話 |
| 清水 剛治 | 医療法人理趣会 木内医院/聖マリアンナ医科大学病院 救急医学講座 | 第5話 |
| 萩野　昇 | 帝京大学ちば総合医療センター 第三内科学講座（血液・リウマチ） | 第6話 |
| 木田 耕太 | 東京都立神経病院 脳神経内科 | 第8話 |
| 有馬 丈洋 | 洛和会音羽病院 総合内科・感染症科 | 第10,21話 |
| 本郷 偉元 | 武蔵野赤十字病院 感染症科 | 第10話 |
| 川合 祥子 | 東京都立多摩総合医療センター 呼吸器・腫瘍内科 | 第13話 |
| 森川　暢 | 東京城東病院 総合内科 | 第15話 |
| 福島 一彰 | がん・感染症センター都立駒込病院 感染症科 | 第18話 |
| 國松 淳和 | 国立国際医療研究センター病院 総合診療科 | 第18話 |
| 根本 隆章 | 社会医療法人財団石心会 川崎幸病院 感染制御科 | 第20話 |
| 神谷　亨 | 洛和会音羽病院 総合内科・感染症科 | 第21話 |

# 目次

| | | |
|---|---|---|
| column | 俺と『魁!! 男塾』〜まえがきに代えて〜<br>志水 太郎 | 1 |
| | 主な登場人物 | 3 |
| 総　論 | 診断塾 塾生心得九カ条 | 4 |
| 第 1 話 | オッカムか，ヒッカムか!? の巻 | 16 |
| 第 2 話 | 真実は骨盤のなかに…!? の巻 | 25 |
| 第 3 話 | 西伊豆の cndemic disease!? の巻 | 35 |
| 第 4 話 | 震えよ，速やかに止まれ！ の巻 | 43 |
| 第 5 話 | 痛みの元を突き止めろ！ の巻 | 54 |
| 第 6 話 | 万物は流転し，そして繰り返す！ の巻 | 61 |
| column | 俺と東京 GIM カンファレンス<br>綿貫　聡 | 70 |
| 第 7 話 | 迷ったときは己の足で稼げ！ の巻 | 72 |
| 第 8 話 | 思ったより高かった!? の巻 | 82 |
| 第 9 話 | バイアスの罠に注意せよ！ の巻 | 90 |
| 第 10 話 | 病歴，病歴，病歴である!! の巻 | 100 |
| 第 11 話 | 木を見て森も見よ！ の巻 | 108 |
| 第 12 話 | 患者の主訴を変換せよ！ の巻 | 117 |

| | | |
|---|---|---|
| column | 俺と初物診断　忽那 賢志 | 126 |
| 第13話 | Emergency!! の巻 | 129 |
| 第14話 | 焦らぬことが一番である！の巻 | 137 |
| 第15話 | 痛む場所には何がある？の巻 | 146 |
| 第16話 | 時には疫学を疑え！の巻 | 153 |
| 第17話 | 敵を知れば百戦危うからず!! の巻 | 162 |
| 第18話 | かくれんぼを終わらせろ！の巻 | 171 |
| column | 俺と疫学　石金 正裕 | 182 |
| 第19話 | 賢い妻には情がある!? の巻 | 184 |
| 第20話 | Big Bang Boy！の巻 | 194 |
| 第21話 | 昨日元気で今日ショック!? の巻 | 204 |
| 第22話 | キーワードを使え！の巻 | 215 |
| 第23話 | 見えぬものを見よ！の巻 | 224 |
| 第24話 | 黒鯛は我々の領域!? の巻 | 234 |
| column | 第25話（?）膿とバイアス　佐田 竜一 | 245 |
| あとがき座談会　漢たちが切り拓く総合診療の未来 | | 249 |
| 索引 | | 261 |

装丁：髙橋良太（ヒップスター）

Column

# 俺と『魁!! 男塾』
## ～まえがきに代えて～

志水 太郎

　本書『魁!! 診断塾』は雑誌『medicina』の同名連載の単行本化である．この連載は「東京GIMカンファレンス」で実際に登場した症例を基にしたclinical problem solving形式の症例検討であり，筆者を含む5人の総合診療・感染症の若手医師が，時にゲスト医師を交えながらその診断について議論していくスタイルである．そして，連載タイトルからもわかるとおり，『週刊少年ジャンプ』（集英社）の漫画『魁!! 男塾』*がモチーフである．本連載を企画した際，症例検討をどのようなテイストで行うかが議論となり，「総合診療の新時代として，普通の症例検討集では面白くない．やはり読者がアッと驚くような，型破りで魅力的なものにすべきだ」と盛り上がった．そこで，『魁!! 男塾』こそ総合診療における代表的バイブルと目す筆者が「それならモチーフは男塾のほかに道はない！」と強く推し，メンバーらの承認を得て実現した次第である．

　そもそも筆者がこの漫画に心酔したきっかけは，通った高校の雰囲気がまさに男塾であり，作品に自分の学園生活を重ねたことである．「ゆとり」とは真逆の登場人物たちの生き様に痺れ，作中で引用された"民明書房"刊の各書籍を求めて，学校帰りに新宿の紀伊國屋書店へ立ち寄るも「そのような出版社はない」と一蹴された．諦めきれず神田の古書街を探し回った挙げ句，やはり民明書房は存在しないことがわかり，小川町の路上で雨に打たれ男泣きしたのは高校時代の懐かしい思い出である．

　医師になって改めて，総合診療における『魁!! 男塾』の存在意義を思い知ることになる．筆者は総合診療医である．「男塾こそ総合診療である」と感じることが現場を通し多々あった．作中登場するセリフには医師として心を打たれるものが多い．筆者が最も愛するセリフは関東豪学連総長・覇極流槍術の達人である伊達臣人の「委細承知！」である．いかに理不尽・困難な状況でも目の前の状況に言い訳せず，ただ全力で向き合うという爽快な潔さや余裕がこのたった四字に満ちている．「ガタガタ言わずにとにかくやる」「断らない」という，まさに総合診療を体現した言葉であり，現在わが獨協医科大学総合診療チームのクレド（信条

の1つにもなっている.

　また，作中では男塾名物「油風呂」「地獄禅」に始まり，「驚邏大四凶殺」や「大威擬八連制覇」など，塾生たちには数々の試練が立ち塞がる．しかし，diversityあふれる彼らは自らの道を貫きつつ，あえてこれらの困難・不利な状況に身を投じ，時には進んで相手の土俵で戦う心意気を見せる．その姿は，総合診療医がそれぞれの持ち場で，場に合わせてさまざまな困難事例に対し柔軟に力を発揮する様子を彷彿とさせる．本書は総合診療の真骨頂の1つとも言える「診断」，特に一筋縄ではいかない症例の診断がテーマであり，なおのこと男塾に親和性を感じるのである．さらに，男塾の登場人物らの熱い絆，例えば男塾死(四)天王が命がけのスクラムを組み後輩たちを守る姿，豪学連三面拳らの仲間への想い，江田島平八塾長の後進への愛情，これらが総合診療における臨床教育の現場にリンクすることも，『魁!! 男塾』を総合診療における代表的バイブルと思う理由である．

　このように，総合診療の臨床・教育の心意気を，男塾の精神とともに症例検討集という形に昇華させたのが本書である．ページを開くたび，汗と気合，喧々諤々の議論と白熱した空間が飛び込んでくるような症例検討の言語化を目指した．今回の破天荒な企画が，型にはまらない若く新しい風として医学界に旋風を巻き起こすことを願っている．将来，スピンアウトの企画が出ることも期待したい．

　最後に，この自由な企画にGoサインを出してくださった医学書院と『medicina』編集室の皆様，特に，辛抱強く，時に一緒に突っ走って企画を盛り上げてくださった落合崇さん，そして『魁!! 男塾』作者の宮下あきら先生に，心より厚く感謝を申し上げたい．

　ちなみに，本書に登場する医師5人の各キャラクターデザインは筆者が担当させていただいた．男塾を愛する読者の方々は，プロフィールの肩書（塾長，〇号生）や人物紹介を見てすぐに察しがつくかもしれない．佐田竜一先生が江田島塾長，綿貫聡先生が教官，石金正裕先生が虎丸龍次，忽那賢志先生が剣桃太郎，そして志水が大豪院邪鬼である．もっとも実際の連載が始まってからは，忽那先生だけ富樫源次と独眼鉄が混ざった，当初の設定と全く違うキャラになってしまったことは，ご愛嬌としてお許しいただきたい．

---

＊1985～1991年に『週刊少年ジャンプ』（集英社）で連載された，宮下あきらによる人気漫画．私塾「男塾」に集う男たちの友情と死闘を描く．

# 主な登場人物

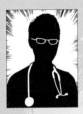

診断塾塾長
### 佐田 竜一
診断塾を統括する男．口数は少ないが常に真実を突く発言を繰り出す．

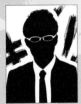

教官
### 綿貫 聡
「すべての森羅万象は即時の記録をしないと忘れ去られてしまう」が口癖の，診断塾の若年寄．

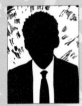

三号生筆頭
### 志水 太郎
"診断塾の帝王"と称される．診断戦略という我流の技をもつ最強の男．

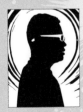

二号生
### 石金 正裕
「この世に診断できぬものなし」が口癖の，診断塾の切り込み役．

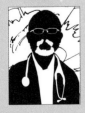

一号生筆頭
### 忽那 賢志
「すべての森羅万象はCRPで説明できる」が口癖の，診断塾の若手気鋭．

# 診断塾 塾生心得九カ条

診断塾の門を叩いた貴様ら，入塾おめでとう！である！これより始まる熱き症例検討(たたかい)に臨む前に，まずは塾生としての心得九カ条を伝授する．心して聞けい！

## 第一条
診断推論が我々の最強の武器であることを忘れるなかれ！
難渋する状況を打開するのは自らの信念のみと心得よ！

## 第二条
治療が反応し，改善するまでが診断である！

## 第三条
病歴を映像化せよ！

## 第四条
患者の主訴1つより，illness script で考えるべし！

## 第五条
身体所見は獲りに行け！

## 第六条
自分がどのようなセッティングで診療しているのか，常に意識せよ！

## 第七条
1つの疾患が浮かんだら，最低3つは追加で挙げよ！

## 第八条
経過が複雑で困ったときは，患者の解釈モデルに着目せよ！

## 第九条
悩んだときは，先達の下へ走り直接教えを聞け！

## 第一条
## 診断推論が我々の最強の武器であることを忘れるなかれ！
## 難渋する状況を打開するのは自らの信念のみと心得よ！

診断に難渋したとき，コンサルトした他科の医師と丁々発止のやりとりをすることもあるだろう．その際，もし相手の診断・治療に1つでも納得のいかない点があれば，突き詰めて議論すべきであり，必要に応じて検査・治療を追加すべきである．診断のプロフェッショナルには，そのような矜持が常に必要となる．

佐田　診断ヲ早期閉鎖シテハナラヌ．納得イクマデ突キ詰メテコソ，diagnosticianデアル！

綿貫　以前，腎臓内科からANCA関連血管炎と診断されて，IVCY（シクロホスファミド大量静注療法）を強く勧められた症例がありましたが，塾長が最後まで粘って，Bartonellaによる血液培養陰性の感染性心内膜炎と判明したことがありましたね．

忽那　さすが塾長っす．

石金　鉄欠乏性貧血と便潜血陽性で内視鏡検査しても出血源がわからなくて，鉄剤の内服で症状が改善したから消化器内科に「小腸内視鏡はしなくていいでしょ」と言われたときも，塾長が「儂ガ診断塾塾長，佐田竜一デアル！」って叫んで譲らなかったよな．あのときも結局，小腸内視鏡でリンパ腫が見つかったんだっけな．

綿貫　患者さんの全体を俯瞰して診るのは主治医の大切な役割ですから，「おかしいな」「臨床的にまだ解決してないことがあるな」と感じたときに，それを見過ごしてはいけません．コンサルトされた側の専門医はどうしても自分の専門領域に絞って考えがちになるので，時には思わぬ見落としがあるかもしれないのです．

忽那　診断の早期閉鎖の原因だと思うんだけど，コンサルトされた側は，その日しか診ないことが多いよな．俺は感染症でコンサルトを受けたら基本毎日フォローしてるけど，そうすると経過をみていくうちに自分のなかで診断が変わっていくことも少なくないぜ．

志水　ふむ．相手が診断の早期閉鎖をきたさないようにも注意せねばならん．

石金　ん？　どういうことだ？

綿貫　コンサルタントとしては明確な根拠がないからその疾患の可能性にふれなかっただけなのに，コンサルした側は「コンサルタントが指摘しなかったから，この疾患は除外された」と思い込んでしまうのです．
志水　うむ．すべての初診患者をまずは総合内科が診ているような施設では，各専門科が「総合内科がすでに診てるから」と油断して，総合内科が見逃した簡単な肺炎をさらに見落とすようなケースも見受けられるな．
石金　要はコンサルトする側もされる側も，お互いに1人のプロとして，自分の責任を果たせってことだな！
佐田　他科ノ依頼ニ応エル為ニモ，精進セヨ！

# 第二条
## 治療が反応し，改善するまでが診断である！

どれだけその診断が確定的であったとしても，治療し，改善するまでは「自分の診断は間違っていないか？」と疑いながら診療を続けることが重要である．

佐田　家ニ帰ルマデガ遠足，治療経過ヲ追ウマデガ診断デアル！
志水　うむ．経過中に第一診断が変わることはあるな．
石金　糖尿病性ケトアシドーシス（DKA）が，実は急性冠症候群（ACS）だったとか…．
忽那　感染症の場合は，感染臓器と原因微生物が同定されるとついつい安心しちゃいがちなんだよな…．でも，免疫不全患者（HIV，免疫抑制薬内服，CD4リンパ球減少症などの特発性後天性免疫不全）とか輸入感染症の患者では第二・第三の刺客が現れることがあるので，そこは最後まで油断しねえぜ！
志水　検査が完了していない結核も経過が重要である．
綿貫　「診断したらはい終わり」ではなく，治療中もなるべく患者さんに寄り添って「症状が十分に改善しない不満感」や「再燃の不安」にかかわっていくことが大切です．その過程で診断に必要な情報が得られることもありますから．
忽那　周期性発熱の場合とか，特にそうだな．
石金　ほんと，臨床はいつ何が起きるかわからねぇぜ…．
綿貫　思わぬ事態に足元をすくわれないためにも，日頃からきちんとプロブレムリストを立てて，それを1つずつ評価していく地道な作業が大切ですね．

## 第三条
## 病歴を映像化せよ！

どれほど診断のアルゴリズムが優れていても，入力される情報がお粗末では「Garbage in, garbage out.（ガラクタを入れればガラクタが出てくる）」である．優れた病歴とは，それを見聞きした誰もが同じイメージを思い浮かべられるようなものであり，発症時の様子などが映像化できるくらい詳細な病歴聴取を心がける．

志水　丁寧な病歴の再現こそ，人の為せる業．AIが医師に勝つのは難しいだろう．

綿貫　英語で"history taking"と言うように，病歴聴取はただ話を聴くのではなく，目的をもって尋ねることで，自分の頭のなかで「history＝story」を組み立てる作業ですからね．

志水　名付けて"history clarifying"．その極意は点から線，線から面へと，自然に話を広げていくことだ．脱線も許容し，俯瞰的に病歴を捉え，大局を見るのである．

石金　その域まで達していなくても，デキる研修医だと，例えば転倒骨折の患者に，再現VTRが制作できるレベルで聴取してるよな．そういうプレゼンを聴くと，どこをどれくらいの強さで打ったのか，こっちも正確にイメージできるぜ．

綿貫　そうですね．自宅の間取りまでわかるような病歴聴取だと，転倒のリスクが自宅にあるかどうかも，ある程度判断できます．

佐田　貴様ラ，誘導尋問ニハ注意セイ！

忽那　！確かに…「こういうケースなんじゃないか」というイメージが先行していると，それを裏づけるための病歴聴取に陥りかねないな．

志水　うむ，selection biasだな．

石金　…先日も患者さんの返事が曖昧だったんで急性発症（acute-onset）だろうと思って診断を進めていったら，突然発症（sudden-onset）だったぜ…．

綿貫　実際，発症機転（onset）を患者さんから正確に聴き取るのは難しいですね．具合が悪ければ落ち着いて経過を思い出すこともできないでしょうし，後日に改めて尋ねてみたら患者さんの回答が変わっていた，ということもよくあります．

忽那　どういう経過で症状が出てきたかは診断を左右することもあるだけに，恐

ろしいな．
綿貫　研修医時代に「1つの症例を経験したら，その疾患について1回はUpToDate®のサマリーかNEJM (The New England Journal of Medicine) の総論を読んでおけ」とよく言われました．その疾患のcommon presentationを知っておくと，onsetが不明瞭でもそれ以外の病態像から診断を導くことが可能かもしれません．

## 第四条
## 患者の主訴1つより，illness scriptで考えるべし！

患者の主訴には時としてノイズ（患者の誤認識や，複数の症状のうち軽症のものを訴えている，など）が含まれ，さらに主訴のみでは鑑別があまりに広くなってしまう．現病歴からillness script（病気のシナリオ）を作成し，そこから鑑別を進めていきたい．

石金　あのー，塾長のカルテには主訴が書かれていないって，マジすか．
佐田　本気デアル！
石金　パネェっす！
綿貫　そうですね．拝見したことがありますが，年齢，性別，現病歴，既往歴，服薬歴，生活歴，家族歴といった基本情報と，かなり丁寧にproblem listが書き込まれていました．塾長はこうした情報からillness scriptを作成し，鑑別を考えていらっしゃるようです．
忽那　俺は主訴書いてるけど，「2カ月の経過で増悪する腰痛を主訴に受診した，気管支喘息を基礎疾患にもつ70代のエチオピア人男性」みたいに，症例のプロフィールに含めてるな．
石金　エチオピアって言ったら，神保町のカレー屋だよな．
志水　（無視して）主訴は患者の認知である．必ずしも正確ではないだろう．主訴のみならず，ストーリーが大事である．
綿貫　患者さんにとって一番気がかりな症状が，診断上も一番重要とは限りませんからね．以前，咳が主訴の患者さんに病歴聴取したら1カ月で4 kgの体重減少がわかって，結核と診断できたことがありました．
石金　そう言えば俺も，右下腹部を押さえて「お腹が痛い」と言う患者さんが来

たから，虫垂炎かと思ってエコーしたけど，結局，帯状疱疹だったことがあったぜ…．
綿貫　主訴という「点」ではなく，illness script という「面」で捉えなければ見えないことがありますね．

## 第五条
## 身体所見は獲りに行け！

視診を含め，すべての身体所見は「探しに行かなければ見つからない」．病歴からある疾患を疑ったら，その疾患に起こりうるすべての所見を探すべきである．

佐田　身体診察トハ，検査デアル！
石金　おぉっ，なんか名言っぽい！　とりあえずメモしておくぜ…．
志水　行わない検査の結果がわからぬように，意識して探さなければ身体所見も見つからん，ということだな．
綿貫　塾長はよく，研修医に「身体診察ハ己ヲ検査機器ト思ウベシ！」と教えていらっしゃいます．その疾患にみられる特徴的な身体所見を理解し，狙って取りに行く考えがないと，異常所見のある/なしをきちんと評価することはできません．
忽那　あと，よく研修医に「頭の先からつま先まで診察すべし！」って教える指導医がいるけど，何も考えずにただただ全身診ればいいってもんじゃねぇよな．
綿貫　全身をくまなく診察することは重要ではあります．さりとて，本当に全身くまなく，見落としなく診られていればよいのでしょうけれど，なかなかそこまで集中力を維持できるものではありませんから，強弱が大切ですね．
忽那　皮疹とかも，意識して見ないと案外「赤い」って気づかないんだよ．それまでも何度か見ていたはずなのに，「この疾患では皮疹が見られることがある」と知ってから探すと，「あれ，あるじゃん！」ってなる．
石金　感染性心内膜炎の Osler 結節とかもそうだよなー．
志水　目だけでなく，耳もである．大動脈弁閉鎖不全（AR）の murmur も，集中なくしては聴こえん．
綿貫　「きっとこの所見があるはずだ」という意識は，やはり大切ですね．自分の感覚をセンサーのように研ぎ澄ませてこそ，わずかな違和感も見逃さないよう

になるのです．
石金　自分で見つけられると，やっぱ嬉しいしな！
綿貫　一度経験すれば印象に残りますし，次も「見つけてやろう」という気になりますよね．
忽那　周りの医師と経験を共有するのも大事だぜ．もっとも，押すと痛いような身体所見を皆の前で何度も「実演」されたら，患者さんはたまらないけど…．
佐田　所見ヲ見ツケテカラガ本番デアル！
志水　うむ．検査前・検査後確率を考えての解釈が必要だ．

## 第六条
## 自分がどのようなセッティングで診療しているのか，常に意識せよ！

診療所と急性期病院では疾患の有病率が異なることがよく知られているが，同じ院内でも救急外来や病棟など，場所によって検査前確率が異なることを認識しておくことが大切である．もちろん，時間帯や季節によっても変動がある．

綿貫　自分が今どこで診療しているのか，つまりセッティングによって，診断すべき疾患・除外すべき疾患の優先順位は変わってきます．例えば"全身が痛い"という患者さんが夜間の救急外来に来たとき，真っ先にリウマチ性多発筋痛症（PMR）を疑うことはありませんよね．
石金　まずは菌血症の筋骨格症状の可能性を考えて，その除外を優先すべきだよな．「PMRかもしれないけど，それを調べるのは明日でいいか」ってなるぜ．
綿貫　一方，これが平日の日中で，リウマチ・膠原病科の外来だったらどうでしょう．患者さんが受診するまでの過程ですでに感染症などが除外されているようであれば，PMRの事前確率は相対的に上がってきていますよね．
佐田　表玄関ト奥座敷デアル！
石金　表玄関（救急外来）には誰が来るかわからないけど，奥座敷（専門科）に通される客は，ある程度素性がわかっているってわけか！
綿貫　注意すべきは，普段奥座敷である程度疾患が絞られた診療をしている医師が，表玄関に出てきて診療をするときや，他疾患の除外が不十分な段階で診療をするときです．思わぬ見落としがないよう，気をつけなければいけません．

忽那　さらに感染症の診療だと「流行」の概念も加わるから，地域や季節といったセッティングも重要だぜ．
志水　セッティングを正しく把握できれば，診断戦略上の"地の利"を得たとも言えるな．
綿貫　そのとおりです．ただ，流行中の疾患を真っ先に考える前に，ほかの致死的な疾患を一度は想起すべきです．例えば「インフルエンザの流行期に混じってくる細菌性髄膜炎」「ノロウイルスの流行期に混じってくる胆管炎」など，かなり手強いですよ．セッティングを意識することは鑑別診断を考えるうえで重要ですが，非典型な経過のものを無理やり流行性疾患に落とし込まないよう，注意してください．

## 第七条
## 1つの疾患が浮かんだら，最低3つは追加で挙げよ！

ある1つの疾患が鑑別に挙がっても，それに飛びつくことなく，初期治療が異なりうる疾患を他に最低3つは挙げておく．これにより，診断の早期閉鎖を防止することができる．

志水　診断戦略奥義，"Pivot and Cluster"である．System 1（直観的思考）によるPivot疾患に加えて，System 2（分析的思考）による3つのCluster疾患を挙げるのだ．こうして診断の妥当性，安全性を高めるのである．
石金　…お，おぅ．なるほどな！
忽那　全くわかってないって顔だな．
佐田　デハ，上行結腸憩室炎ト思ワレタ時，他ノ三ツハ何ヲ挙ゲル？
石金　え．えーっと…
綿貫　まず，必ず除外すべきは虫垂炎ですね．それから，焼肉などの食事歴があれば感染性腸炎，あとは年齢に応じて虚血性腸炎や，大腸癌による閉塞性腸炎といったところでしょうか．
佐田　見事デアル！
志水　石金！覚えておけい．習慣こそが鍛錬である．
綿貫　この"ほかに3つ"というのは，なかなか絶妙な数ですね．「ほかに考えられるものはないか」と思考の幅が広がる一方で，現実的に検討可能な数に絞る

ことができます．

忽那　そうそう，ただ鑑別に挙げればいいってもんじゃないよな．カンファレンスに参加してると,「とりあえず鑑別に挙げとこう」の多いこと…．"何でも全身性エリテマトーデス (SLE)" とか．

石金　ぎくっ．

綿貫　"何でも結核" とか．

石金　ぎくぎくっ．

志水　"何でも HIV" もあるな．

石金　……．

佐田　鑑別疾患の列挙ノミデハ頭ノ体操ニモナラヌワ！　考エタナラ責任モッテ検査前確率ヲ予測セイッ!!

石金　すみません…．

綿貫　もっとも，実際にこれらは uncommon presentation も多く，mimicker として診断の遅れが生じやすい疾患ではあります．ですから，ほかの鑑別疾患の可能性が消えても症状が持続・増悪する場合や，検査前確率が高い場合は精査に踏み込むべきでしょうね．

石金　そ，そうだよな！　Mimicker は頭の片隅に置きつつ，鑑別疾患として考えたら検査前確率を推定しなきゃな！

## 第八条
### 経過が複雑で困ったときは，患者の解釈モデルに着目せよ！

**経過が長期にわたるような場合は，内容が複雑で何が問題なのかわかりづらいこともある．そのようなときには，患者の解釈モデルに注目することで，主たる問題点が見えてくることがある．**

石金　第四条で「illness script で考えるべし！」と教わったけどさ，病歴が長いと情報が多すぎて，そもそも何が問題なのかわからないことがあるんだよな…．

佐田　愚力者！「There is a spider in the office」デアル！

石金　は！　すみません塾ちょ…って，この人何言ってんだ？

志水　石金よ，塾長の奥ゆかしい言葉の本質を捉えるのだ．

綿貫　日本語に訳してみるといいですよ．

忽那　「会社に蜘蛛が出る」だよな？　かいしゃにくもがでる，かいしゃくもでる…．
石金　…解釈モデル！　パチパチパチー…ってなんだこのやり取り⁉　んで，解釈モデルってなんだよ？
志水　自身の症状をどう捉えているかということだ．
綿貫　患者さんは何か困ったことがあって，それを解決するために受診したわけですからね．症状だけでなく「その症状によって，どのように困っているのか」を聴くことも大切です．また，患者さんには，その症状について心当たりがあるかもしれません．「ご自身ではどうお考えですか？」と尋ねることで，思わぬヒントが得られる場合もあります．
忽那　あぁ！　咳と呼吸苦で受診した患者さんが妙に深刻そうな顔をしてたから，「何か心当たりはありますか？」って聞いたら「正直なところ，性病とかが心配で…」と打ち明けられたことがあったな．
綿貫　検査の結果，HIV感染に伴うニューモシスチス肺炎でしたね．あのやり取りがなかったら，確定診断までにもっと時間がかかっていたでしょう．
志水　System 1ともSystem 2とも異なる，患者から診断を直接引き出すアプローチ…System 3（ラテラル・アプローチ）である．
石金　患者さんに聞くだけで診断できるなんて，楽でいいな！
忽那　まさか「腹痛の原因は何だと思いますか？」「ストレスかも…」「じゃあ，ストレスですね」とかやらないだろうな？
綿貫　解釈モデルは患者さんの主観ですから，安易に飛びつくと認知バイアスの罠に陥ります．これまでに紹介してきた心得とともに，1つのテクニックとして活用するよう心がけてください．また，もしその解釈モデルが患者さんの抱えている問題の本質ではなかったとしても，患者さんの困っている本来の症状を捉え，そのつらい部分を受け入れて最優先事項として解決に動くと，患者さんの満足度も向上します．より良いラポール形成にもつながりますよ．
志水　解釈モデルの把握は，臨床における必須の行為であると心得よ！
佐田　貴様ラ，「There is a spider in the office」，忘レルデナイゾ．
忽那　塾長，それ言いたいだけでしょ，多分．

## 第九条
## 悩んだときは，先達の下へ走り直接教えを聞け！

その疾患が専門外の領域であったり，画像や病理標本の解釈で悩んだりした際は，電話で済ませるのではなく，直接出向いて，他科の医師や検査室の技師に教えを請い，ともに議論すべきである．

石金　やっぱり face to face だよな！ 電話だと相手1人からしか意見をもらえないけど，直接行くと，その部門のほかの人にも話を聴けるぜ！

綿貫　私も病理部門に何度も足を運んでディスカッションを重ねた結果，最終診断にたどり着いたことが何度かあります．顔を合わせて話すことで副次的な情報も得られますからね．

忽那　読影レポートの文章からは伝わってこない微妙なニュアンスも，直接話すと「あぁ，こう考えているのか」ってわかるよな．

志水　活字化の行為そのものがいわばバイアスである．

綿貫　確かに，活字にする過程で情報量が減っているかもしれないということは認識しておくべきでしょうね．直接出向くことの教育的なメリットとしては，他科の医師からさまざまな知識が得られることはもちろん，相手に自分の症例について話すわけですから，プレゼンの練習にもなります．

忽那　あと，あちこちに足しげく通ってると「話しやすい先生だわ♡」って思われて，いろんな人から相談されてモテモテになるぜ！

石金　モテモテ…？

綿貫　モテモテかどうかはさておき，相手にとって話しかけるハードルが下がるというのは，コミュニケーションを高めるうえでも良いことですね．

石金　普段から他科の医師と気さくに話せる関係だと，コンサルトする・されるときも互いにホンネで話しやすいよな．

綿貫　特に若いうちは「直接行ったら仕事の邪魔かな…」と尻込みしがちですが，実際に行ってみると歓迎されることが多いですよね．その病院の雰囲気にもよりますが．

志水　うむ．人間，自分の仕事に興味をもたれることは嬉しいものであるな．

忽那　感染症科もそうだけど，総合内科や腫瘍内科，あと緩和ケア科とか，院内で横断的に活動する科の医師にとって，フットワークが軽いってのは大事だぜ！

言わば，足は俺らの武器だな．
佐田　ヨシ，デハ今ヨリ診断塾恒例「100 km 全力疾走」ヲ開催スル！　心シテ取リ組メェイ!!!
一同　えﾞえﾞぇぇーーーー!!??

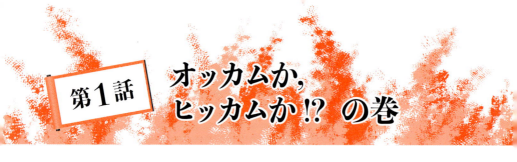

# 第 1 話　オッカムか，ヒッカムか!? の巻

> インド在住の 40 代の日本人男性．来院 14 日前から発熱と咳嗽が出現し，インドの医療機関を受診した．鎮咳薬と解熱薬を処方され経過観察となったが，症状が遷延するため来院 11 日前にも同医療機関を再受診した．この際，デング熱の迅速検査が行われたが，NS-1 抗原は陰性であったという．
> その後も微熱と咳嗽が遷延しており，来院 1 日前より発熱が 39℃ 台となり頭痛と関節痛・筋肉痛も出現した．心配になって，精査のために一時帰国し，発熱と咳嗽を主訴に当院を受診した．

**一号生　上村 悠**
診断塾の新入生．驚くと白目を剥きがち．

**上村**　なるほど…インド帰りの発熱の症例ですね．
**佐田**　(突然目を見開いて) 印度ハ，バイアスデアル！
**志水**　塾長の言うとおり，確かにバイアスかもしれんな．その場合，availability bias (思い浮かびやすい診断名に飛びついてしまう，診断エラーの原因) となるだろう．
**忽那**　このケースはオッカムとヒッカムの議論になるな…．患者は 50 歳以下とまだ若い．オッカムの剃刀 (Occam's razor)，つまり症状を一元的に説明できないかをまず考えてみるとするか．
**石金**　つまり 2 週間の発熱，咳，その後の頭痛と関節痛・筋肉痛みたいな flu like symptom (インフルエンザ様症状) が起こったのが全部一緒の原因ってことかよ！　難しいぜ…．
**綿貫**　二相性の経過から 1 つの感染症として説明するのは難しいです

し，感染症以外の問題としても，先行感染による惹起，または先行する感染を含めた病態があったと考えるほうが自然な気もしますね．1つのイベントの後に，もう1つ新しいイベントが起こっている．つまり「どの患者も偶然に複数の疾患に罹患しうる」というヒッカムの格言（Hickham's dictum）かもしれません．

**志水** 鑑別の入口としては flu like symptom が症状のなかで最も目立つ．Pivot and cluster strategy〔直観の診断にとらわれず，それに近い表現型の疾患を同時にクラスター（集合体）として想起して，診断のスピードと網羅性を高める手法〕[1)]で考えると，flu like symptom の鑑別のなかでも見逃してはならない killer flu like symptom のクラスターとして，急性心筋炎，急性肝炎，急速進行性糸球体腎炎（rapidly progressive glomerulonephritis：RPGN），新型インフルエンザ（H1N1），急性白血病，そしてウイルス感染症を含めた急性感染症が挙がるだろう．

**忽那** 確かにな．咳の症状を前景の問題として考えよう．渡航帰りという情報があるから，感染症なら渡航関連あり・関連なしのものをそれぞれ考えねばならん．感染以外では肺塞栓症や気管支・食道の悪性腫瘍など，咳と発熱をきたしうる問題がベースにあると考えてもよさそうだ．

**石金** でもよ〜，初期症状として2週間も熱が続いてるんだぜ．定義は満たさなくても不明熱っぽい感じ，さらに咳を伴う病気で考えてもいいんじゃねえか？

---

既往歴は先天性股関節脱臼のみ．アレルギーはない．職業は営業職でインドのデリーで薬品を販売している．タバコを1日20本，20年間吸っている．アルコールはワインを1日1本飲むという．1年半前からデリーに妻と息子と一緒に住んでおり，同居の2人は無症状であるが，現地で雇っている運転手が発症の数週間前から咳をしていたという．性交渉の相手は妻だけである．現地での食事は，火の通ってない肉類や生野菜，カットフルーツなどは食べないように気をつけているという．インド渡航前にトラベラーズワクチンは接種しておらず，マラリアの予防内服もしていない．

上村　インドのデリーに1年半も在住しているのか…．インドで感染した感染症が原因だとすると，潜伏期としては0日～1年半になりますから，何でもありですね．

忽那　確かに，潜伏期から鑑別疾患を絞るのは難しいな．Point*1 もちろん感染症じゃない可能性もある．

> 意識レベルは清明（Glasgow Coma Scale：E4 V5 M6）で，バイタルサインは体温38.5℃，呼吸数20回/分，脈拍72回/分，血圧148/98 mmHg，SpO$_2$ 99%（室内気）．身体所見では咽頭部に軽度発赤があり，後頸部・顎下部リンパ節が小豆大に腫脹していた．胸部聴診上は肺雑音を認めなかった．そのほか，特記すべき異常所見はなかった．
> 血液検査所見では，Hb 17.0 g/dL，Ht 46.9%，WBC 2,290/μL，Plt 11.5×10$^4$/μL，BUN 8.0 mg/dL，Cr 0.75 mg/dL，AST 43 IU/L，ALT 46 IU/L，LDH 282 IU/L，CRP 0.27 mg/dLであった．
> 胸部単純X線写真では異常所見なし．

志水　比較的徐脈ではないか．細胞内寄生微生物の関与も考えてよいかもしれん．Point*2 そのほか薬剤，β遮断薬，スポーツ心，甲状腺疾患の病歴はないのか？

石金　白血球と血小板が少ないのが気になるな…．やっぱりなんかのウイルス感染症じゃねえか？

忽那　2週間も呼吸器症状が続くウイルス感染症…ピンと来ないな．しかし，呼吸器症状が合わないものの，血小板も下がっているインド帰国

### Point

*1 輸入感染症診療では，潜伏期から鑑別診断を大きく絞り込むことが可能である．一般的には，①潜伏期が10日以内の短い感染症（デング熱，ジカ熱，旅行者下痢症，リケッチア症など），②10～20日と中程度の感染症（熱帯熱マラリア，腸チフス，麻疹など），③20日以上と長い感染症（非熱帯熱マラリア，A型・B型肝炎など）に分けて考える．

*2 細胞内寄生微生物による感染症では，発熱の割に頻脈とならないことがあり，「比較的徐脈」と呼ばれる．比較的徐脈を呈する感染症として，腸チフス，レプトスピラ症，レジオネラ症，ブルセラ症，デング熱などがある．

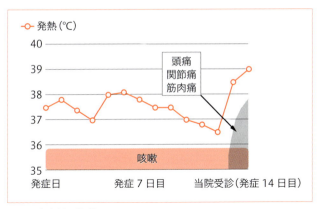

図1　本症例の経過

後の感染症ということであれば，まずはマラリアの除外をせねばなるまい．ギムザ染色すべし！

**綿貫**　経過からは肺結核も否定しておきたいですね．抗酸菌塗抹検査もしておきましょう．

> 抗酸菌塗抹検査は陰性であり，マラリアの迅速検査もギムザ染色も陰性であった．

**綿貫**　うーん…この症状を一元的に説明できる疾患なんてあるんでしょうか？　やっぱりヒッカムの格言じゃないですか？

**忽那**　ちょっと経過を整理して考えよう．2週間前から微熱と咳があった…．そして昨日から熱が高くなり，頭痛と関節痛と筋肉痛が出て，具合が悪くなってきたから緊急帰国した，と．経過を図にするとこんな感じだな（図1）．……こうしてみると，何か見えてこないか？

**石金**　2週間くらいダラダラ続いていたのが，昨日から急に悪くなってきているな．

**志水**　急に悪くなっているのか，あるいは経過中に別のイベントが起こった可能性もあるだろう．

上村　えっ…，でもさっきは基礎疾患のない人の病態は一元的に説明できるはずだって….

忽那　確かに，普通は基礎疾患のない成人男性の病態は一元的に説明できることがほとんどだ．でも tropical medicine（熱帯医学）の世界においては必ずしも当てはまらないことがある．「tropical medicine の世界ではオッカムの剃刀の切れ味が悪い」という格言[2]があるだろうが!!

上村　（知らねえよそんな格言…）じゃあ，この患者さんには 2 つの病態が隠れている可能性があるってことですか？　なるほど…そういう目で見てみると，そんな気がしてくるな．「2 週間前から続く微熱と咳嗽」と「1 日前からの発熱，頭痛，関節痛，筋肉痛」を分けて鑑別を立ててみることにします．

**鑑別診断**

2 週間続く微熱と咳嗽
1. 肺結核・気管支結核
2. 百日咳
3. マイコプラズマ気管支炎
4. RS ウイルス感染症
5. 咳喘息・アトピー咳・後鼻漏（upper airway cough syndrome：UACS）

1 日前からの発熱，頭痛，関節痛，筋肉痛
1. マラリア
2. デング熱/チクングニア熱
3. 腸チフス
4. レプトスピラ症

上村　こんな感じでしょうか．「1 日前からの発熱，頭痛，関節痛，筋肉痛」については，明日 2 回目のギムザ染色を行うこととして，次に血液培養 2 セット採取とデング熱迅速検査をしたいと思います．

忽那　うむ．よかろう．

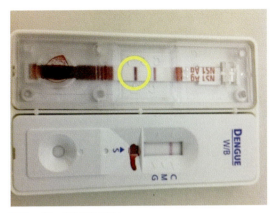

**図2 デング熱迅速検査**
対象検体のNS-1抗原ラインが陽性となっている.

(15分後…)

**上村** NS-1抗原（デング熱の発症早期から検出される抗原）が陽性ですッッ！（図2）デング熱ですッッ!!（白目）

**忽那** 白目を剝くんじゃねえっ！ わが診断塾塾生は常に目を全力で血走らせておくべし！

**上村** すいません！

**綿貫** NS-1抗原の迅速検査は感度も特異度も高いはずだから，デング熱があることは間違いなさそうですね…． 一応，確定診断のために国立感染症研究所にPCR（polymerase chain reaction）を依頼しておきましょう．

**志水** あとは，「2週間前から続く微熱と咳嗽」のほうだな．こちらは現在の症状は改善傾向ではあるが，肺結核をしっかり除外しておくことが重要だな．

**上村** はい，<u>抗酸菌塗抹検査は連日3回行います</u>. **Point** 百日咳とマイ

**Point**

喀痰の採取は1回では感度が不十分とされており，米国胸部学会の結核ガイドラインでは異なる日に3回採取することが推奨されている．感度は2回目の検体採取を行うことで約10%上昇し，さらに3回目の検体採取では2%上昇するとされる．

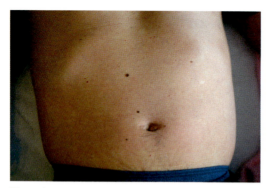
図3 本症例に出現した皮疹

コプラズマ気管支炎については，抗体検査を出すのと，クラリスロマイシンによる治療を200 mg×1日2回で開始し，入院管理として経過を追いたいと思います．

入院日を第1病日として起算し，第2病日，第3病日も抗酸菌塗抹とギムザ染色は陰性であった．国立感染症研究所に提出した第1病日の血清で，後にデング熱ウイルスのPCRが陽性となりデング熱と診断した．第5病日には解熱し，その他の症状も改善した．それと同時に第5病日より皮疹が出現した（図3）．血小板は第6病日（$2.3×10^4/\mu L$）まで低下し続けたが，その後は上昇傾向となった．第8病日に退院となった．外来フォロー日の第14病日に百日咳抗体価のペア血清を採取したところ，東浜株が320倍から1,280倍に上昇しており，百日咳と診断した．

**最終診断　デング熱＋百日咳**

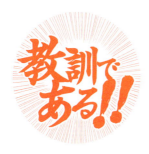

- Tropical medicineの世界ではオッカムの剃刀の切れ味は悪い！1人の患者が一度に2つ以上の疾患に罹っていてもおかしくはない！
- デング熱では発熱・頭痛・関節痛などの症状に加えて，「白血球減少・血小板減少・CRPがあまり上がらない」の3つの検査所見が特徴である！

### 解説　忽那一号生筆頭

　本来，感染症の原則は「1人に1つの感染症」であるが，HIV感染症患者などの免疫不全患者は例外であり，カンジダ食道炎とサイトメガロウイルス網膜炎など同時に複数の病原微生物に感染することがある．また，途上国での生活はさまざまな病原微生物に曝露する機会に満ちており，渡航後の感染症も，この「1人に1つの感染症」の原則が必ずしも当てはまらない例外ジャンルの1つである．

　1人の人が腸チフスとジアルジアを同時に発症していたり，マラリアを治療したと思ったらその後A型肝炎を発症したりということが時にみられる．渡航後の感染症において，1つの疾患だけで説明できない症状や経過である場合は，ほかにも原因が隠れている可能性を忘れないようにしたい．

デング熱はマラリアや腸チフスと並んで，輸入感染症として頻度の高い感染症である．この3つの疾患のうち，デング熱だけはウイルス感染症であり対症療法が中心であるが，マラリアと腸チフスは治療法があり，治療が遅れると重症化することがある．発熱・頭痛・関節痛など非特異的な症状を呈する疾患であり，これはマラリア・腸チフスでもみられる症状である．鑑別のためには渡航地，潜伏期などがカギとなるが，これらで鑑別できない場合には血液検査所見もヒントとなることがある．デング熱は血小板減少と白血球減少に加えて，CRP（C-reactive protein）があまり上がらない点も特徴[3]であり，これらの所見が揃っている際にはデング熱の可能性が高くなる．

　百日咳の診断は本邦では困難なことが多く，臨床診断に頼ることもしばしばであるが，鼻咽頭の培養検査で百日咳菌が証明されない場合には抗体検査による血清診断を行う．本症例は2012年以前の症例であり，凝集素価（東浜株，山口株）を用いた診断であるが，2週間以上空けたペア血清において東浜株が4倍に上昇していたことから百日咳と診断した．凝集素価による検査は試薬の製造販売中止のため2012年12月からできなくなり，現在は抗PT（百日咳毒素）と抗FHA（線維状血球凝集素）抗体をEIA法で測定することで診断する．

### 引用文献

1) Shimizu T, Tokuda Y：Pivot and cluster strategy：a preventive measure against diagnostic errors. Int J Gen Med **5**：917-921, 2012
2) 魁!! 診断塾の鉄の掟99条，2013（門外不出）
3) Kutsuna S, et al：The usefulness of serum C-reactive protein and total bilirubin levels for distinguishing between dengue fever and malaria in returned travelers. Am J Trop Med Hyg **90**：444-448, 2014

## 第2話 真実は骨盤のなかに…!? の巻

31歳女性が，発熱と意識障害を主訴に搬送された．来院4日前に悪寒と感冒症状，3日前に嘔気，2日前に38℃の発熱を認めたため近医を受診し，感冒の診断となった．来院前日に，自分自身がおかしいという感じがあったが，15～17時まで友人と外出した．その後，18時に帰宅したが外出中の記憶を失っており，夕食中に突然涙が出てきた．さらに夜になって「私は誰？」「私は宇宙人になります！」と支離滅裂な発言を繰り返し始めた．支離滅裂な発言の頻度が増え，痙攣（強直性痙攣，持続時間は3分）も認め，異常行動（母親を窒息させるほど抱きしめる）もあったので救急要請し，当院に救急搬送となった．

**石金** 若年女性の発熱と意識障害と痙攣の症例か．鑑別は簡単だぜ．

**佐田** 貴様……"意識障害"ト，一括リニシテヨイノカ？

**志水** そうだな．意識障害は「意識レベル（覚醒度）の低下」と「意識内容の変化」に分けられるが，これは後者が主だ．正確には「意識変容」と言うべきだろう．

**石金** ん？ 違いは何だってんだよ!?

**綿貫** 「意識レベルの低下」は外的な刺激に対する反応の低下で，具体的には昏睡，半昏睡，昏迷，傾眠などに分けられます．一方，「意識内容の変化」では，せん妄，錯乱などが挙げられ，軽度～中等度の意識レベルの低下があり，周囲の刺激に注意を集中することができず，妄想や幻覚が出現したり，支離滅裂な会話，妄想に基づく異常行動を呈します．症状は変動しやすく，興奮して暴れたり，奇声を発したりすることもありますが，逆に精神運動が低下することもあります．

**忽那** 例えば，感染症で言えば，髄膜炎は意識レベルの低下，ウイルス性脳炎は意識内容の変化をきたしやすい．

石金　じゃあ，この症例は「意識レベルの低下」よりも「意識内容の変化」のほうが問題のようだな．発熱もあるし，忽那一号生筆頭が言うように，ウイルス性脳炎で決まりだぜ．

佐田　貴様，ソレデ決マリト言ウノダナ？

志水　ウイルス性脳炎ならば，そのクラスターを考えるのが筋だろうな．

石金　うっ……．

既往歴は15年前に日光過敏症，2年前にカンジダ腟炎．アレルギーや常用薬はない．職業は事務職．喫煙歴はなく，機会飲酒のみ．渡航歴は1年前に観光目的でハワイ．動物接触歴やシックコンタクトはなし．歯科治療歴はない．性交渉歴は夫とのみ．月経周期は30日前後でやや不順．現在妊娠の可能性はない．家族歴は祖父母が脳梗塞，母が結節性紅斑（原因不明）．システムレビューでの陽性所見は意識障害（意識変容）と発熱のみ．

石金　若年女性で日光過敏症の既往があるとすると，中枢神経ループスも鑑別に挙がるぜ．**Point**　母親の結節性紅斑も気になるが，詳細はわからないな．感染症だとばかり思っていたが，幅広く考えないといけなさそうだ．

忽那　系統立った鑑別方法が必要だな．

身長163 cm，体重47.6 kg．意識レベルはJapan Coma Scale：Ⅰ-3，Glasgow Come Scale：E3 V4 M5で，バイタルサインは体温36.7℃，呼吸数12回/分，脈拍79回/分・整，血圧112/68

**Point**

強い紫外線に当たった後で皮膚に紅斑や水疱を認めることがあり，これを日光過敏症と呼ぶ．これは全身性エリテマトーデス（SLE）の症状の1つであり，若年女性（SLEの有病率が高い）で日光過敏症を認めた場合，SLEが鑑別に挙がる．また，SLEで意識障害を認める病態として，中枢神経ループスが考えられる．なお，日光過敏症を起こす他疾患としては，ポルフィリン症，ペラグラ（ナイアシン欠乏症），色素性乾皮症などの全身疾患や，薬剤性（抗てんかん薬，筋弛緩薬，抗ヒスタミン薬など）がある．

mmHg，SpO$_2$ 97%（室内気）．身体所見では診察できる範囲で神経学的所見を含めて，jolt accentuationや項部硬直も認めず，特記すべき異常所見を認めなかった（意識障害はあったものの，オーダーは入った）．

血液検査所見では，Hb 13.9 g/dL，WBC 6,800/$\mu$L，Plt 33.0×10$^4$/$\mu$L，Glu 122 mg/dL，HbA1c 5.3%，TP 8.5 g/dL，Alb 4.8 g/dL，BUN 7.2 mg/dL，Cr 0.61 mg/dL，T-Bil 0.6 mg/dL，AST 16 IU/L，ALT 12 IU/L，LDH 81 IU/L，ALP 115 IU/L，$\gamma$-GT 11 IU/L，CK 132 IU/L，Na 143 mEq/L，K 4.6 mEq/L，Cl 106 mEq/L，NH$_3$ 151 $\mu$g/dL，CRP 0.04 mg/dL，PT-INR 0.93，APTT 24.2秒，HBs抗原（－），HCV抗体（－），HIVスクリーニング検査（－）．尿検査では，蛋白（±），糖（－），潜血（－），白血球（－），鼻腔インフルエンザ抗原検査（－），尿中肺炎球菌抗原検査（－），尿中レジオネラ抗原検査（－）．動脈血液ガス検査では，pH 7.284，PaCO$_2$ 34.9 mmHg，PaO$_2$ 64.9 mmHg，HCO$_3^-$ 16.0 mEq/L，Na 140 mEq/L，K 4.4 mEq/L，Cl 112 mEq/L，Lac 14.2 mg/dLであった．胸部単純X線写真，心電図では異常所見なし．

**石金**　あまりパッとしねぇな．気になるのはアニオンギャップ開大性代謝性アシドーシス（乳酸アシドーシス）とNH$_3$の上昇くらいだが，これらは痙攣後ってことで説明がつくぜ．**Point**

**佐田**　宜シイ．鑑別ヲ進メイ．

**石金**　"ポテトチップス"だな！

**綿貫**　……塾長，ここは代わりに私が．"AIUEO TIPS"と言って，意識障害の病因別の頭文字をとったものになります（表1）．病因別にそれぞれの鑑別を網羅的に挙げて，そのなかでこの症例に可能性が高いもの，除外すべきものを考えていきましょう．

**志水**　この症例に当てはめると，鑑別としては次の可能性が高いだろうな．

**Point**

痙攣により筋肉が過剰に運動することで乳酸が産生され，乳酸アシドーシスが上昇する．さらに，筋肉内でアデノシンーリン酸（AMP）からイノシンーリン酸（IMP）への脱アミノ化反応が起こり，アンモニアが発生することがある[1]．

### 表1 AIUEO TIPS

- A：alcohol ──アルコール中毒/離脱，Wernicke脳症
- I：insulin ──低血糖，糖尿病性ケトアシドーシス，非ケトン性高浸透圧性昏睡
- U：uremia ──尿毒症
- E：endocrine ──肝性脳症，電解質異常，高血圧性脳症，甲状腺クリーゼ，急性副腎不全
- O：over dose/oxygen ──薬物中毒，低酸素血症，高$CO_2$血症，CO中毒
- T：trauma/tumor/temperature ──脳挫傷，脳腫瘍，腫瘍随伴症候群，低体温
- I：infection ──敗血症，中枢神経感染症（脳炎，髄膜炎，脳膿瘍）
- P：psychogenic ──ヒステリー，精神疾患
- S：stroke/syncope/seizure ──痙攣，脳梗塞，脳出血，くも膜下出血，失神

**鑑別診断**

- T：脳腫瘍，腫瘍随伴症候群
- I：敗血症，中枢神経感染症（脳炎，髄膜炎，脳膿瘍）
- P：精神疾患
- S：痙攣

忽那　マネジメントはどうする．

綿貫　治療可能性と緊急性を優先すべきですね．中枢神経感染症のマネジメントからやっていきますが，検査・治療の順番が重要です．

石金　順番は，血液培養検査×2セット → 抗菌薬投与 → 頭部単純CT検査 → 腰椎穿刺だな．

忽那　そうだ．中枢神経感染症は緊急性のある感染症の1つだから，一般的には疑ったときから30分以内に抗菌薬投与が必要となる．**Point** 起因菌同定のためには，抗菌薬投与前に必ず血液培養検査を施行しなければならないが，髄液に関しては抗菌薬投与後でも起因菌の同定は可能とされている．したがって，早急に治療を開始するために頭部単純CT検査や腰椎穿刺は抗菌薬投与後に施行する．

綿貫　検査すべき髄液の項目は，今回は細菌性髄膜炎以外に結核性髄

**Point**

急性細菌性髄膜炎などの中枢神経感染症は，敗血症性ショック，好中球減少者の発熱，腹膜透析（CAPD）腹膜炎，急性閉塞性化膿性胆管炎，感染性心内膜炎といったほかの感染症と同様に，緊急対応を行わなければ重症化してしまう．

膜炎，ヘルペス脳炎なども考慮されるので，細胞数，糖，蛋白，一般細菌グラム染色・培養以外に，抗酸菌染色・培養・PCR (polymerase chain reaction)，ADA (アデノシンデアミナーゼ)，HSV (herpes simplex virus)-PCR も調べましょう．

> 緊急性かつ治療可能な脳炎・髄膜炎を第一に考え，血液培養2セット採取後，セフトリアキソン2gを投与し，頭部単純CT検査および腰椎穿刺を施行した．頭部単純CT検査では特記すべき異常所見はなし．髄液は，初圧13 cmH$_2$O，細胞数101/$\mu$L（単核球99%，分葉核球1%），蛋白45 mg/dL，糖64 mg/dL（血糖122 mg/dL），グラム染色：WBC（-），細菌（-）．

**石金** 髄液検査はどう解釈したらいいんだ？

**忽那** 単核球優位の細胞数上昇だ．一般的には感染症であればウイルス性が考えられるが，経過のなかで分葉核球が優位になることもあり，これだけでは細菌性を否定できない．結核性も考えられる．また，感染症以外の原因でも髄液に炎症が起きれば上昇するだろう．細菌性髄膜炎やヘルペス脳炎は治療が遅れると致命的になるから，髄液培養，髄液のHSV-PCR の結果が判明するまで，まずは両者をカバーできる治療を始めるぞ．ただしHSV-PCR は発症48時間以内，発症14日以降，アシクロビル投与7日以降などの場合は感度が下がるから，初回が陰性でも注意が必要だ．結核に関しては抗酸菌培養，PCR，ADA の値を待つことにするが，培養が陽性になりにくく治療的診断を行わざるをえないこともあるから，判断が難しい．

> 入院後は，セフトリアキソン（2g・12時間ごと），アンピシリン（2g・4時間ごと），バンコマイシン（1g・12時間ごと），アシクロビル（500 mg・8時間ごと）を開始した．痙攣に対してはフェニトインを，不穏に対してはジアゼパムを使用した．

綿貫　その後の状態はどうでしょうか．

> 第2病日に頭部単純MRI検査，第3病日に脳波検査を施行するも，特記すべき所見はなし．第3病日に髄液の一般細菌培養陰性を確認し，アンピシリン，バンコマイシンは中止した．その後不穏は改善してきたが，徐々に意識レベル低下を認めた．

石金　まじでやばいぜ．どうしたらいいんだ．内分泌検査，抗核抗体検査なども追加するか．

> 髄液 ADA 2.1 IU/L，HSV-PCR（−），髄液抗酸菌培養・PCRも（−）．TSH 0.83 $\mu$U/mL，$FT_4$ 1.15 ng/dL，$FT_3$ 1.9 pg/mL，ANA 40倍未満．

志水　いいだろう．鑑別は絞れたな．
綿貫　髄液の検査結果と，抗菌薬や抗ウイルス薬の反応が不良な点から感染症ではなさそうですし，内分泌疾患でもなさそうですね．
佐田　（おもむろに立ち上がって）骨盤ノMRIヲ撮レイ！
石金　え？ 意識障害で骨盤のMRI？ 話がまったくつながらん．塾長が骨盤好きなだけじゃねえのか．
忽那　確かに塾長は骨盤フェチだが，ここはおとなしく撮っておこう．

（骨盤部造影MRI検査を施行…）

石金　大変だ！ あったぞ!!（白目）
忽那　上村といい，お前らは白目剝きすぎなんだよ！（→第1話参照）で，何があったんだ．
志水　骨盤内に両側卵巣奇形腫を認めるな（図1）．
佐田　予想通リデアル！
綿貫　本症例のように，若年女性が統合失調症様の精神症状を急性発症

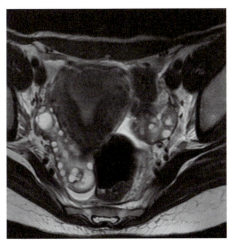

**図1** 第5病日に実施した骨盤部造影MRI検査

し，非ヘルペス性脳炎の場合，卵巣奇形腫に関連した辺縁系脳炎であるNMDA（N-methyl-D-asparate）受容体陽性脳炎が考えられます．

**石金** 確定診断と治療はどうしたらいいんだ？

**綿貫** 確定診断は血液中，髄液中の抗NMDA受容体抗体の測定，治療は内科的治療（ステロイドパルス，γグロブリン療法など）と早期外科的治療（腫瘍摘出）ですね．

---

第6病日からステロイドパルス療法（1 g/日）を開始した．同日に中枢性肺胞低換気と考えられる自発呼吸の低下を認め，気管挿管を行った．

第7病日に腹腔鏡下両側卵巣嚢腫核出術を施行し，左卵巣は未熟奇形腫（grade 1），右卵巣は成熟奇形腫であった．提出した髄液中の抗NMDA受容体抗体は陽性であった．

以降，ステロイドパルス療法を3クール，免疫グロブリン大量静注療法（IVIg）を2クール行った（図2）．

第43病日から，意識・呼吸・運動機能は改善し，第145病日に左未熟奇形腫摘出術を施行し，第174病日に後遺症を認めず，自宅へ歩行退院した．

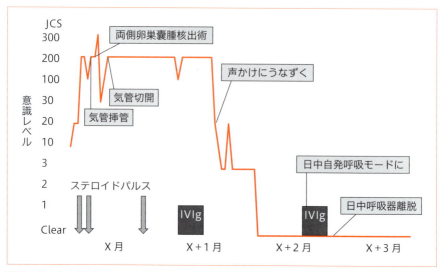

図2　その後の経過

## 最終診断

### 抗NMDA受容体陽性脳炎

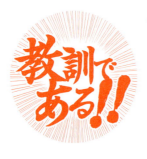

- 意識障害は「意識レベルの低下」と「意識内容の変化」に分け，AIUEO TIPSに基づいて鑑別を網羅的に考えよ！　そして，まずは治療可能なもの，緊急性の高いものから攻めていけ！

- 感冒後に統合失調症様の精神症状で急性発症した若年女性をみたら，本疾患を疑い，卵巣奇形腫の検索を行うべし！

## 解説 石金二号生

　鑑別を考える際は，もちろん緊急性があるかないかも重要であるが，疾患の頻度 (common vs rare) と presentation (typical vs atypical) の 2 軸で考えるとよい．本症例は，頻度は rare であるが，presentation は typical であったので，鑑別診断で本疾患を想起できたのならば，診断までのプロセスは困難でなかったのかもしれない．

　抗 NMDA 受容体陽性脳炎は 2007 年にペンシルバニア大学の Dalmau らによって提唱された卵巣奇形腫に随伴する傍腫瘍性脳炎であり，神経細胞膜表面にあるグルタミン酸受容体の 1 つである NMDA 受容体に対する抗体 (抗 NMDA 受容体抗体) を介して発症する自己免疫性脳炎である．本邦では，1960 年頃から原因不明な脳炎の報告がなされており，1997 年に亀井らが 5 例の acute juvenile female non-herpetic encephalitis (AJFNHE) を報告しており，現在は AJFNHE と抗 NMDA 受容体抗体陽性脳炎が同一疾患である可能性が示唆されている．

　本症例は，何らかの感染を契機に，卵巣奇形腫の神経組織細胞膜上に発現している抗原が抗原提示細胞を介して免疫応答を誘導，CD4 陽性 T 細胞を活性化し，抗 NMDA 受容体抗体を産生させていると考えられている (液性免疫の関与)．卵巣奇形腫を伴う若年女性に多いのが特徴であるが，男性や高齢者でも精巣奇形腫や扁平上皮癌において報告例があり，腫瘍の悪性度と脳炎の重症度には関連はないとされている．

　症状は，発熱，頭痛，倦怠感などの非特異的感冒症状が精神症状に先行して出現する (前駆期)．初期の精神症状は無気力，無感動，抑うつ，不安，孤独など種々の感情障害であり，その後，興奮，幻覚，妄想などの統合失調症様症状が急速に出現し，痙攣発作は約 76% で認める．よって，患者の 77% が精神科をまず受診する (精神病期)．

その後，自発開眼はしているが自発運動や発語がほとんどなくなり，外的刺激に対する反応も次第に欠如し，やがて中枢性の呼吸障害を約60%に認め，人工呼吸管理が必要となる（無反応期）．さらに口部ジスキネジアや手指のアテトーゼ様運動が出現し（86%），自律神経症状（発熱，頻脈，血圧上昇，発汗，唾液，頻呼吸）なども認めるようになる（不随意運動期）．長期昏睡状態にありながらも緩徐に回復を認めるが（緩徐回復期），これは神経細胞の消失が主体ではなく，シナプスの可逆的な障害が主な病態であるためである．

　確定診断は，血液中，髄液中の抗NMDA受容体抗体の同定であり，精神症状発症急性期から不随意運動期に検出され，治療反応とともに消失する．髄液はリンパ球優位の細胞数上昇を認め非特異的炎症性変化であり，頭部CT, MRI検査では55%にしか異常所見を認めず，脳波では多くがびまん性徐波を認めるなど，髄液，画像，脳波所見に乏しいのも本症例の特徴である．

　治療は，内科的治療（ステロイドパルス，γグロブリン療法，血漿交換，リツキシマブ，シクロホスファミドなど）と外科的治療が必要とされ，特に再発例の多くに腫瘍残存が関連していた．精神症状は派手ではあるが，予後は比較的良好であり，75%が社会復帰（復帰までの期間は平均5カ月間）しており，15%が再発，9%が重度の後遺障害，6%が死亡している．

**引用文献**

1) Yanagawa Y, et al：Hyperammonemia is associated with generalized convulsion. Intern Med **47**：21-23, 2008

**参考文献**

1) 飯塚高浩：抗NMDA受容体脳炎の臨床と病態．臨床神経 **48**：920-922, 2008
2) Dalmau J, et al：Anti-NMDA-receptor encephalitis：case series and analysis of the effects of antibodies. Lancet Neurol **7**：1091-1098, 2008

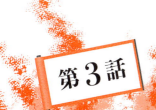
## 第3話 西伊豆の endemic disease !? の巻

特に既往のない50歳男性. 来院前日の夕方, 車を運転しているときに頸部の違和感を自覚. 徐々に増悪し, "痛みがひどくて枕に頭をつけて寝られない" ほど症状が強くなり, 夜間眠ることができなかったという. 来院当日, 頸部痛はさらに悪化し, 熱を測ると37℃で, 嚥下時痛と頸部の痛みに伴う開口障害, 頸部の回旋障害をきたした. 近医を受診し, 髄膜炎疑いで walk-in で夜間に当院 ER 紹介受診となった.

**忽那** 髄膜炎, なるほど…. 確かに, 結核性髄膜炎で開口障害をきたしたという報告もあるが[1], まず先に考えるべきことがあるだろう.

**綿貫** 数時間という比較的早い経過で頸部痛が悪化しています. 嚥下時痛・開口障害を伴っているのはとても特徴的で, この辺りから診断に迫れそうですね. **Point** また, 夜眠れないほどに痛かったというのはレッドフラッグサインにもみえます.

**石金** じゃあ, 嚥下時痛から考えて, killer sore throat (致死的な咽頭疾患) としては…. 咽頭・喉頭周囲だと咽後膿瘍などの深頸部感染症, Ludwig アンギナ (口腔底蜂窩織炎), 急性喉頭蓋炎とかか? あんまりそれっぽくねえな. むしろ亜急性甲状腺炎のほうが考えやすいか?

**志水** 貴様, 鑑別を絞れい! 頸椎関節の自動痛だ. 熱もある. おそら

> **Point**
> 咽頭痛に加えて嚥下時痛や開口障害を伴う場合, killer sore throat の存在を想起する必要がある. 具体的には, 扁桃周囲膿瘍, 咽後膿瘍, 顎下膿瘍, Lemierre 症候群などの疾患群である. 嚥下時痛を伴う場合, 注意すべきは感染が解剖学的な danger space (咽頭後間隙) への波及を伴っていないかという視点である. 咽頭後間隙は解剖が粗になっており, 縦隔までつながっている. 一度感染が起こると縦隔炎をきたすリスクが高く, 非常に危険である. また, 開口障害を伴う場合は, 開口を司る外側翼突筋まで炎症が波及していることが考えられる.

### 表1 本症例のOPQRST

**O**nset（発症様式）
疼痛が出現した瞬間は覚えておらず，sudden-onsetではない．徐々に出現し，増悪傾向．

**P**alliative/**P**rovocative factor（増悪/寛解因子）
増悪因子は枕に頭を当てる，ものを噛む，起き上がる，姿勢を変えるなどの行為．「枕に首を当てて寝られない」「あごひげが剃れない」「首が回らない」との訴えがあった．寛解因子は安静固定時．

**Q**uality/**Q**uantity（症状の性質）
安静時痛があり，持続的な疼痛．

**R**egion/**R**adiation/**R**elated symptom（場所/放散/関連症状）
部位は後頸部全体，特に右耳後方から右後頸部に広がる．嚥下時痛があり，頸部痛のために口が開ききらない．

**S**everity（強さ）
激痛で眠れないほど強い痛みがある．

**T**emporal characteristics（時間経過/日内変動）
来院時が疼痛のピークで，症状出現から来院まで約1日の経過がある．日内変動は乏しい．

---

く頸椎関節近傍の炎症だろう．軟部・中枢神経感染症以外なら頸部激痛の鑑別は少ないな．

**佐田** acute-onset（急性発症）カ，sudden-onset（突然発症）カ，ソレモ問題デアル！

**綿貫** 確かに，この病歴では椎骨脳底動脈解離などのsudden-onset diseaseも念頭に，問診を詰めたほうがよいですね．

---

疼痛について，OPQRSTアプローチを用いて病歴聴取を行った（表1）．
システムレビューでは，嚥下時痛，咳嗽，開口障害，頸部の疼痛以外の陽性所見は認められなかった．既往歴は特になし．タバコは15本/日×15年で，現在も喫煙中．アルコールはビール500 mL/日，アレルギーは特になし．海外渡航歴はなし．性交渉歴は特定のパートナーのみ．職歴は会社事務員．
意識レベルはJapan Coma Scale：0，Glasgow Come Scale：E4 V5 M6．バイタルサインは体温37.0℃，呼吸数18回/分，脈拍80回/分，血圧173/84 mmHg，SpO$_2$ 98%（室内気）．general impression（全身状態）は悪くない．後頸部圧痛なし，開口は2横

> 指で扁桃は確認できず，甲状腺腫大・頸部リンパ節腫大なし，頸部については回旋に制限があり，前屈はできるが後屈はできない．そのほか体幹部，四肢には異常所見を認めない．

**石金** 頸部の回旋・後屈に制限があるのに，前屈はできるのはなぜだろうな？ 伸展のときに引き伸ばされる環軸椎の前面に何かあるのか…．

**綿貫** 頸部の回旋障害からは，crowned dens syndrome（環軸関節偽痛風）も鑑別に挙げたいところです．ただし，発熱と回旋障害は合致するものの，嚥下時痛や開口障害などの病歴はちょっと違う感じがします．関節リウマチで顎関節炎を呈することがありますが，さすがに臨床経過が違いますね．

**忽那** 開口障害は特異度の高い所見だ．顎関節周囲の問題（炎症，腫瘍，外傷）なども考えうるが，やはり感染症は外せない．扁桃周囲膿瘍，咽後膿瘍，髄膜炎，脳膿瘍などが鑑別に挙がる．嚥下時痛があることと組み合わせて考えると，やはり深頸部感染症は頭の片隅に置きたい．ただ，"あごひげが剃れない"ことが問題になるくらいには日常生活が成立していることや，全身状態が良すぎるのが引っかかるな…．<u>疼痛を訴えている点とは合わないが，50代だと日本ではDPT三種混合ワクチン（ジフテリア，百日咳，破傷風）の定期接種が始まっていない世代だから，一応，破傷風も頭の片隅に残しておくか</u>．**Point** ちなみに破傷風は外傷歴がはっきりしない事例も3割くらいあるので，外傷歴がないからといって除外はできないぞ．

**石金** 年齢はもっと若いはずだが，環軸椎回旋性亜脱臼（atlantoaxial rotatory subluxation：AARS）も挙げておくか．

**Point**
日本では1968年4月よりDTP三種混合ワクチンの定期接種が始まっており，それ以前は任意接種であった．したがって，1968年3月以前の出生の場合，破傷風に対する基礎免疫がない可能性を考慮する必要がある．

**鑑別診断**

- 頸部の回旋障害：crowned dens syndrome，環軸椎回旋性亜脱臼
- 開口障害・嚥下時痛：扁桃周囲膿瘍，咽後膿瘍，髄膜炎，脳膿瘍，破傷風

（初老の男性が登場）：待つのじゃ！

一同　なっ，仲田老師ッ!!

**老師　仲田 和正**
西伊豆の地域医療を支える診断塾の老師．患者への愛情と全科にわたる診療能力に，弟子入りを志願する者が後を絶たない．

仲田　やれやれ…まだまだヒヨッコじゃのう…．この患者のプレゼンテーションをみて，必ず鑑別に挙げるべき診断があるじゃろう．

石金　えっ…何のことですか，老師？

忽那　そ，そうか…！"西伊豆の endemic disease"として有名な，あの病気を忘れてたぜ…（ブルブル）．

仲田　情けない…．まだまだワシも引退できんのう．さっそく CT を撮るのじゃ！ちなみに，環軸椎回旋性亜脱臼については小児の斜頸[2]で考えるべき疾患じゃ．近年では，ロシアのペテルスブルグのドクターにより，頸椎椎体の uncovertebral joint（Luschka joint）における一過性の炎症であることが報告され，MRI 前額面の T2 強調画像で光ることから，「uncovertebral wedge」[3]と言われておる．知っておいて損はなかろう．

石金　は，はい…．

血算・生化学検査では CRP 1.06 mg/dL とわずかに上昇を認めるのみで，そのほかは正常所見であった．

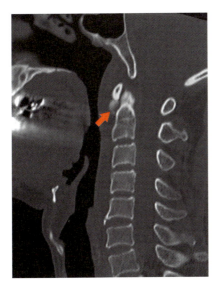

図1 頸部造影CT所見

> 咽後膿瘍を含めた深頸部感染症除外目的に撮影された頸部造影CTで，図1のような所見が認められた．

石金　おい，なんだよこれ？　石灰化か？　膿瘍じゃねえな．
忽那　これが"西伊豆病"，つまり石灰化頸長筋腱炎だ．
綿貫　老師，なぜ西伊豆に多いんですか？
仲田　西伊豆で多く見つかるのは，この疾患を疑って診療にあたっているからじゃ．きちんと鑑別を挙げ，そのなかで診断を詰めていく作業が非常に大切なのじゃ．いつでも目の前の患者さんに全力を注ぐことを，ゆめゆめ忘れるでないぞ！
一同　押忍ッ!!
綿貫　治療についてはどうすべきでしょうか？
仲田　NSAIDs（非ステロイド性抗炎症薬）が有効なことが多く，基本的には数日以内に自然軽快が得られるとされておる．場合によりステロイドの短期間投与を行うこともあるが，この患者さんもおそらくはすぐに良くなることじゃろう．今回のやりとりを通じて，1人でも多くの患

者さんが適切な診断を受けられるようになれば，わしは本望じゃ．

**最終診断　石灰化頸長筋腱炎**

NSAIDsを内服し，受診翌日には痛みで夜眠れないことはなくなり，受診2日後には夜しっかり眠れるようになった．受診3日後には頸部の回旋制限や開口障害も改善した．その後，痛みは完全に消失し，再発も認められていない．

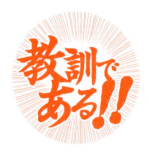

- 中高年における（急性発症の）頸部痛の原因として，石灰化頸長筋腱炎を鑑別に挙げる！
- 咽後膿瘍などの疾患と鑑別が難しい場合もあるが，石灰化頸長筋腱炎を疑えば放射線画像での第二頸椎前面の石灰化も注意深く確認すべきである．

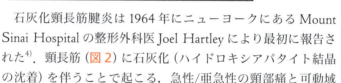
**解説　綿貫教官**

　石灰化頸長筋腱炎は1964年にニューヨークにあるMount Sinai Hospitalの整形外科医 Joel Hartleyにより最初に報告された[4]．頸長筋（図2）に石灰化（ハイドロキシアパタイト結晶の沈着）を伴うことで起こる，急性/亜急性の頸部痛と可動域

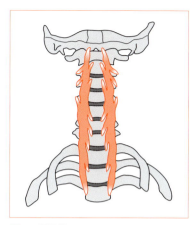

図2 頸長筋

制限を呈する疾患である．嚥下時痛を伴うことが多く，放射線画像での第二頸椎前面の石灰化沈着を特徴とする．

　Crowned dens syndrome と同様，石灰化が結晶の沈着であることを臨床的に示すことは困難で，臨床的には他疾患の除外が行われたうえで，典型的な臨床経過と画像所見により診断される疾患群である（実際には open biopsy で結晶が証明された症例も存在するが[5]，不要な介入は避けるべきである）．

　1964～2008 年までの 71 例を総括した研究[6]では，頸部痛（94%），嚥下時痛（45%），項部硬直（42%），嚥下障害（27%），咽頭痛（17%）がみられ，臨床的には咽後膿瘍との鑑別が難しい（咽後膿瘍の患者の 75% 近くで頸部痛，咽頭痛，嚥下時痛，嚥下障害を呈すると言われている）．診断の手順としては，頸椎単純 X 線写真もしくは頸椎単純 CT での第二頸椎前面の石灰化を確認する．ただし，咽後膿瘍などの深頸部感染症が否定できない状況では頸部造影 CT 検査を施行し，致死的な感染症を除外したうえで，本疾患を診断すべきである．

　臨床経過としては NSAIDs が奏効し，良好な経過をたどることが多い．

**引用文献**

1) Sandyk R, Brennan MJ：Tuberculous meningitis presenting with trismus. J Neurol Neurosurg Psychiatry **45**：1070, 1982
2) Gubin A, Ulrich E："Uncovertebral wedge" as a cause of child's acute stiff-neck. Eur J Neurol **17** (suppl 3)：509, 2010
3) Gubin A：General Description of Pediatric Acute Wryneck Condition. Chung KJ (ed)：Spine Surgery, pp 121-134, InTech, 2012
   https://cdn.intechopen.com/pdfs-wm/34188.pdf
4) Hartley J：Acute cervical pain associated with retropharyngeal calcium deposit. A case report. J Bone Joint Surg Am **46**：1753-1754, 1964
5) Ring D, et al：Acute calcific retropharyngeal tendinitis. Clinical presentation and pathological characterization. J Bone Joint Surg Am **76**：1636-1642, 1994
6) Park R, et al：Retropharyngeal calcific tendinitis：case report and review of the literature. Semin Arthritis Rheum **39**：504-509, 2010

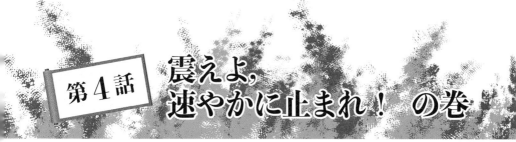

# 第4話 震えよ，速やかに止まれ！の巻

躁うつ病とパニック障害で精神科，甲状腺機能低下症と脂質異常症で糖尿病代謝内分泌科に通院中（ともに当院）の64歳女性．入院前日の昼頃，嘔気，動悸，不安感を自覚したため，昼と夜に手もちのナウゼリン®（ドンペリドン）の内服と坐薬を使用して安静にしたが，改善しなかった．入院日の0時頃，母親の往診医による診察を受け，プリンペラン®の筋注を行ったが，やはり症状は改善せず，来院した．来院時も嘔気，動悸，不安感を認めたが，嘔吐，下痢，頭痛，胸痛，腹痛，発熱などはなかった．カルテを参照すると，数カ月に1回の割合で嘔気を主訴にER受診歴があり，心因性嘔気症の診断で，抗不安薬や制吐薬などが処方されている．

アレルギー，飲酒・喫煙歴はなし．内服歴はチラーヂンS®（レボチロキシン）50 μg・1.5錠/日，リバロ®（ピタバスタチン）2 mg・1錠/日，ワイパックス®（ロラゼパム）1 mg・2錠/日（分2）+0.5 mg・1錠/日，リフレックス®（ミルタザピン）15 mg・2錠/日，ラミクタール®（ラモトリギン）100 mg・1錠/日，アナフラニール®（クロミプラミン）25 mg・3錠/日（分3），エビリファイ®（アリピプラゾール）3 mg・1錠/日，マイスリー®（ゾルピデム）10 mg・1錠/日．

バイタルサインは洞性頻脈，身体診察および神経学的診察で大きな異常はみられず，検査所見でも軽度の肝胆道系酵素上昇があるのみであった．ERで補液とプリンペラン®（メトクロプラミド）の投与を行うが症状は改善せず，嘔気症状が続いたうえに「動きにくい」という症状が出てきたため，経過観察目的に入院となった．入院翌日の朝，診察に行くと看護師から「入院したときに比べて発汗が顕著に出ている．ぼーっとしていたり，目的もなくふらふらと部屋のなかを歩き回ったりしていて，様子がおかしい」と報告があった．

**一号生　原田 拓**
診断塾の若手．新進気鋭の論文ソムリエ．

原田　どう考えましょう….

忽那　エビリファイ®…？

綿貫　エビリファイ®の内服歴が気になるのですね？

忽那　いや，何度聞いても「海老でファイを釣る」に聞こえてしまうんだ．

石金　ファイって何だよ！

忽那　(無視して) 入院後に発症した行動変容であれば，せん妄はどうだろうか？

綿貫　朝に発症というのは非典型ですが，入院後の急性発症なので，可能性はありそうですね． **Point** せん妄かどうか判断するには，どういったポイントに注目しますか？

忽那　日内変動の有無に加えて，意識障害や認知の変化 (見当識障害，記憶障害)，注意障害があるかどうかだな．

志水　さらに，せん妄であればその原因を考えなければならない．特に多いのは感染症だ．

綿貫　そうですね．家族がいれば，普段との違いを聞くことも大事です．せん妄の評価には日本語版 CAM-ICU があるので，ぜひ参照してみてください[1]．

石金　あと，大量の発汗ってのも気になるな．俺も汗が出てきたぜ．

原田　発汗をきたす疾患で緊急性の高いものとしては，感染症，ショック，疼痛疾患，無痛性心筋梗塞，甲状腺機能亢進症，褐色細胞腫，薬物中毒・離脱，低血糖などがありますが，病歴上，中毒やアルコール離脱

**Point**

せん妄とは，一般的に「①身体疾患や中毒・離脱の結果として生じ，②急性で変動する新規の意識障害・認知機能障害で，③昏睡などほかの意識障害が除外できる状態」をいう．したがって，せん妄の診断は「急性で変動する意識障害/認知機能障害かどうか？」と「意識障害をきたすほかの鑑別疾患がないか」を把握したうえで，除外診断的に行うべきである．

の可能性は低いと考えられます．中年女性だと更年期障害に伴うhot flashの頻度も高いですが，本症例はやや高齢である点が合いませんね．

> 診察室に入ると，視線が合わない状態で立っており，右手が時折ピクッと繰り返し動いていた．見当識は保たれ，会話は成立し，指示も入る．診察では軽度の散瞳，著明な発汗，筋強剛が認められた．自覚症状は嘔気のみ，バイタルサインは体温36.9℃，呼吸数21回/分，脈拍100回/分，血圧157/79 mmHg．頭頸部・胸腹部：特記所見なし，腸雑音：やや減弱，四肢：発汗著明，non-pitting edema：+/+．

忽那　CRPの値はまだわからないのか？
志水　相変わらず，CRPフェチだな．
石金　（白目を剥きながら）視線が合わないってのが気になるな．
志水　石金！ 貴様，森を見んか！
石金　ああん？ 森英恵か？
志水　フッ．その森ではない．木，そして森も見んか．反復性の嘔気は内分泌代謝，炎症性，閉塞機転，医原性の4つだ[2]．この症例は甲状腺の既往があるな．それと，海老がどうのと言っていたが，このようなケースでは薬剤性も考えられるだろう．さらにミオクローヌスや筋強剛という，キーとなる病歴もある．鑑別は狭いな．
原田　確かに，突然に素早く動いて，バリスムほど大きい動きでもなさそうなので，ミオクローヌスと考えてよさそうですね．**Point** 神経学的な所見もとりましょう．

**Point**

バリスムとは，自分の意思と関係なく，急速かつ粗大に四肢を投げ出すような激しい不随意運動で，錐体外路徴候の1つである．ミオクローヌスも自分の意思と関係なく起こる不随意運動の1つだが，筋肉ないしは筋肉群の突然の収縮で，素早い場合もあればゆっくりのこともあり，またリズミカルなこともある．光や音の刺激で生じることもある．

> 意識レベルは Glasgow Come Scale：E4 V5 M6，瞳孔：5/5+/+．正常回内回外試験：両側でやや稚拙，指鼻試験：両側でやや稚拙，深部腱反射：両側でやや亢進，Babinski 反射：－/－．両手でミオクローヌスあり，振戦あり，筋強剛あり．
> 朝の予定採血の結果では，血糖や電解質，肝・腎機能，アンモニアなどに異常なし．CK が入院日は 362 IU/L だったのが，527 IU/L と上昇している．

**佐田** （5 Hz で震えながら），振戦ﾊﾞ正確ﾆ表現ｾﾞｲ !!

**石金** 塾長，やばいっす．完全に安静時振戦っすよ…．

**綿貫** 振戦は安静時振戦と動作時振戦に分けるべきですね．安静時振戦は 3〜6 Hz で振幅が大きく，随意運動で軽減されます．これがあればパーキンソニズムを強く疑います．一方，動作時振戦は振幅がもう少し小さく，4〜12 Hz 程度で，姿勢維持により誘発される姿勢時振戦と，動作時に増強する運動時振戦に分けられます．さらに運動時振戦は単純動作時振戦，企図動作時振戦，タスク特異的振戦，等尺性運動時振戦などに分類され，それぞれ考えられる疾患が異なりますね（**表 1**）[3]．

**石金** 企図動作時振戦や測定障害はあったのか？

**原田** いえ，ただ震えていただけで，企図動作時振戦や測定障害はなかったです．

**石金** なら，両側の回内回外試験や指鼻試験は振戦による影響を考慮したほうがいいな．

**忽那** CRP は？ CRP はどうなってるんだ？

**原田** CRP は 0.86 mg/dL でした．

**忽那** 0.86 か…．ははーん，そうきたか…．

**石金** どうきたんだ．

**佐田** （振動数が 10 Hz に増えて）薬ﾉ崇ﾘﾃﾞｱﾙ !!

**志水** なるほど．CK 上昇，筋強剛，そしてエビリファイ®内服だ．悪性症候群（neuroleptic malignant syndrome：NMS）のクラスター（NMS およびそれに似た疾患群）とも考えられるが，それにしては経過が早いな．ミオクローヌスもある．

表1 振戦の分類と鑑別

| 振戦の分類 | 特徴 | 鑑別 |
|---|---|---|
| 安静時 | 重力に逆らわない状態の部分で観察される振戦．3〜6 Hz で振幅が大きい．振戦は随意運動で軽減される． | パーキンソニズム（Parkinson病，血管性パーキンソニズム，薬剤性パーキンソニズム） |
| 動作時：姿勢時振戦 | 重力に逆らって随意的に肢の姿勢を保った状態で観察される振戦．4〜12 Hz で振幅は小さい．随意運動で増強される． | 薬剤性・中毒，薬物/アルコール離脱，内分泌異常，本態性振戦など |
| 動作時：運動時振戦 | | |
| ●単純動作時振戦 | 肢の姿勢維持とそれに続く動作中に観察される 3〜10 Hz の振戦．目標に向かう動作で振戦の度合いは変化しない． | 本態性振戦 |
| ●企図動作時振戦 | 動作が目標に近づくほど振戦が増大する． | 小脳病変，薬剤性（リチウム，アルコール） |
| ●タスク特異的振戦 | 特定動作のときのみ，4〜10 Hz の振戦が発現する． | ジストニア（書字振戦）など |
| ●等尺性運動時振戦 | 一定の抵抗に対抗して随意的に筋を等尺性収縮させたときに発現する． | 生理的振戦（重いものを持ち上げるときなどに生じる） |
| 混合性 | さまざま． | 重度の本態性振戦 |

（文献3より転載，改変）

石金　なるほど．そしたら後は各論の勝負だな！

原田　素晴らしいですね．ほかに鑑別に挙がるのは脳炎，髄膜炎，中毒，薬剤性パーキンソニズムあたりでしょうか．脳炎や髄膜炎を積極的に疑う所見はなさそうですが，致死的な疾患なので，除外するために腰椎穿刺を考慮します．交感神経作動薬の中毒であれば散瞳や発汗は矛盾しませんが，院内発症の点が合いません．また，"シマウマ的" Point な発想ですが，既往に甲状腺機能低下症がある患者さんの中枢神経症状では，橋本脳症も鑑別に挙がります．

**Point**

遠くからひづめの音が聞こえてきたとき，馬である可能性が高いにもかかわらず，稀なシマウマではないかと考える思考のことを "looking for zebra" と呼び，一種の認知バイアスである．一方，稀な疾患はあまり起こらないとタカをくくって鑑別から外し，まんまと稀な疾患を見逃すことを "zebra retreat" とも呼ぶ．

**鑑別診断**

- 内分泌代謝：橋本脳症
- 炎症性：脳炎，髄膜炎
- 閉塞機転：（腸管の不完全閉塞）
- 医原性：悪性症候群，薬剤性パーキンソニズム，中毒

綿貫　NMSの鑑別においては，セロトニン症候群（serotonin syndrome：SS）が重要ですね[4,5]．

石金　セロリ症候群⁉

綿貫　（無視して）SSRIなどのセロトニン作動薬を内服している人で発症し，主な症状は精神状態の変化，自律神経活動の亢進，神経筋異常の3つで構成されます．嘔吐程度の軽症から，痙攣，腎不全，DIC（播種性血管内凝固症候群）などを起こして死亡する重症例まで，さまざまなのが特徴です[5〜7]．

原田　この症例はセロトニン作動薬もドパミン拮抗薬も飲んでいるので，両方考えられますね…．鑑別する方法はないのでしょうか？

綿貫　SSはNMSと比較して，発症はかなり急速で，薬剤の開始ないし変更から24時間以内で発症することが多く，患者の60%が薬の初回内服，過剰内服，投与変更後の6時間以内に発症しています．厚生労働省による「重篤副作用疾患別対応マニュアル」にある両者の鑑別ポイント（表2）[8]が参考になります．特に鑑別で有用なのは，次の3点と言われています．

1) 原因薬剤の違い
2) 症状の発現と改善
　　SSは薬剤開始後24時間以内で発症し，NMSは薬剤開始から数日〜数週間後に発症
3) 神経筋症状の違い
　　SSは振戦，クローヌス，反射亢進などがみられ，NMSは強い筋強剛が主

表2 セロトニン症候群(SS)と悪性症候群(NMS)の鑑別

| | セロトニン症候群(SS) | 悪性症候群(NMS) |
|---|---|---|
| 原因薬剤 | セロトニン作動薬<br>ドパミン作動薬(?) | ドパミン拮抗薬<br>ドパミン作動薬の中断 |
| 症状の発現 | 数分～数時間以内 | 数日～数週間 |
| 症状の改善 | 24時間以内 | 平均9日 |
| 発熱(38℃以上) | 46% | 90%以上 |
| 意識状態の変化 | 54% | 90%以上 |
| 自律神経症状 | 50～90% | 90%以上 |
| 筋強剛 | 49% | 90%以上 |
| 白血球増加 | 13% | 90%以上 |
| CK値上昇 | 18% | 90%以上 |
| GOT/GPT値上昇 | 9% | 75%以上 |
| 代謝性アシドーシス | 9% | しばしば |
| 腱反射亢進 | 55% | 稀 |
| ミオクローヌス | 57% | 稀 |
| 治療効果<br>　ドパミン作動薬<br>　セロトニン拮抗薬 | 症状悪化<br>症状改善 | 症状改善<br>効果なし |

(文献8より)

**綿貫** SS, NMSともに発熱, 意識障害, 自律神経症状, 筋強剛, CK上昇が出現します. この症例は発症が急激で, ミオクローヌスや腱反射亢進などの症状が出ていることから, SSの可能性が高そうですね. SSはセロトニン作動薬の内服歴があれば別機序の薬剤投与(メジコン®[9]やプリンペラン®[10,11]といった頻用薬や, ザイボックス®, トリプタン製剤など)でも発症するという報告があり, この症例はプリンペラン®で惹起された可能性が考えられます.

SSとNMS，両方の可能性を考慮し，内服薬調整とベンゾジアゼピン系薬の増量，セロトニン症候群に対する治療としてペリアクチン®の投与を開始した．Hunter criteria（→表3，52頁参照）[12]を満たし，かつ2日後には症状がほぼ改善した経過から，SSと診断した．その後，転院し精神科で入院加療され，心因性嘔気症も改善し退院となった．

### 最終診断

**セロトニン症候群**

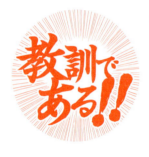

- セロトニン作動薬を飲んでいる人の意識障害や中枢神経症状の鑑別では，セロトニン症候群を考慮する．メジコン®，プリンペラン®，ザイボックス®，イミグラン®，フェンタニル®…，さまざまな薬で発症するので要注意！

- 悪性症候群かも？ と思ったら，セロトニン症候群も鑑別診断に挙げる．

- セロトニン症候群は「振戦，クローヌス，反射亢進といった神経筋症状が出現する」「悪性症候群と比べて発症が急激」が特徴．

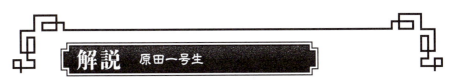

## 解説　原田一号生

セロトニン症候群（SS）は新生児から高齢者を含むすべての年齢層でみられ，その重症度は良性なものから致死的なものまでさまざまである．下記のような症状を呈する．

1) 精神状態の変化（不安，興奮せん妄，不穏，見当識障害など）
2) 自律神経症状（散瞳，発汗，頻脈，発熱，高血圧，嘔吐，下痢）
3) 神経筋の異常（振戦，筋強剛，ミオクローヌス，腱反射亢進，両側Babinski反射など）

特に反射亢進やミオクローヌスはよくみられ，下肢でより頻繁にみられる（図1）[6,7]．重症例では急激なショックや高血圧，頻脈，興奮性せん妄，高熱を示し，致死的になりうる．

SSの診断では感度84％，特異度97％のHunter criteria（表3）がよく用いられる[6,12]．血中セロトニン濃度は診断に寄与せず，問診や神経学的所見からの臨床診断となる．

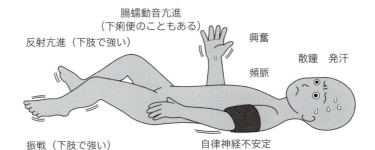

**図1　中等症のセロトニン症候群でみられる身体所見**
（文献7より改変）

表3　セロトニン症候群の概要

### 臨床・検査所見

Hunter criteria ではセロトニン作動性薬剤を摂取後，以下の1つを満たすときにセロトニン症候群（Serotonin syndrome：SS）と診断する．
- 自発クローヌス
- 誘発クローヌスがあり，興奮または発汗がある．
- 眼球クローヌスがあり，興奮または発汗がある．
- 振戦と深部腱反射亢進
- 筋強剛
- 体温 38℃ 以上で，眼球クローヌスまたは誘発クローヌスがある．

SS は臨床診断であり，いかなる検査所見によっても診断は確定できない．また SS は軽度の振戦から生命に危険を及ぼす高体温まで多様な臨床症状を呈する．

臨床所見としては，高体温，興奮，眼球クローヌス，振戦，アカシジア，深部腱反射亢進，誘発・自発クローヌス，筋強剛，散瞳，口腔粘膜乾燥，腸蠕動亢進，皮膚紅潮，発汗などがある．神経筋所見は下肢により強い．

次の臨床検査は SS の重症症例において，鑑別を狭めたり，合併症の評価を行ううえで有用である．
- 血算，電解質，クレアチニン，尿素窒素
- CPK，肝逸脱酵素，凝固検査
- 血液培養，尿検査，尿培養
- 胸部 X 線画像
- 頭部 CT，腰椎穿刺

### 鑑別疾患

- 悪性症候群
- 抗コリン作動薬中毒
- 悪性高熱
- 交感神経作動薬中毒
- 髄膜炎，脳炎

### 治療

- セロトニン作動薬の中止
- ベンゾジアゼピンを用いた鎮静：興奮の鎮静，振戦・クローヌスの消失，脈拍や血圧の上昇が目標である．症状に対して薬剤を調節せよ．
- 酸素投与（$SpO_2 \geqq 94\%$）：輸液，持続的な心電図モニタリングを行う．
- 合併症の予測：重症 SS では臨床症状や所見は目まぐるしく変化する．
- ベンゾジアゼピンや補助療法で改善がみられない場合はシプロヘプタジンを投与する．
- 体温 41.1℃ のときはただちに鎮静と挿管を行い，筋弛緩薬を使用する．解熱薬は用いない．

（文献 12 より改変）

**引用文献**
1) ICU delirium：ICU のためのせん妄評価法（CAM-ICU）トレーニング・マニュアル http://www.icudelirium.org/docs/CAM_ICU_training_Japanese.pdf
2) 志水太郎：診断戦略―診断力向上のためのアートとサイエンス，医学書院，2014
3) 日本神経治療学会治療指針作成委員会（編）：標準的神経治療；本態性振戦．神経治療学 **28**：295-325, 2011
4) 長谷川耕平，岩田充永：内科救急見逃し症例カンファレンス― M & M でエラーを防ぐ，医学書院，2012
5) 林　寛之：Step Beyond Resident 2 ―救急で必ず出合う疾患編（第 5 版），羊土社，2009
6) Boyer EW：Serotonin syndrome. UpToDate® (ver 11.0)
7) Boyer EW, Shannon M：The serotonin syndrome. N Engl J Med **352**：1112-1120, 2005
8) 厚生労働省：重篤副作用疾患別対応マニュアル―セロトニン症候群，2010 http://www.mhlw.go.jp/topics/2006/11/dl/tp1122-1j13.pdf
9) Schwartz AR, et al：Dextromethorphan-induced serotonin syndrome. Clin Toxicol **46**：771-773, 2008
10) Fisher AA, Davis MW：Serotonin syndrome caused by selective serotonin reuptake-inhibitors-metoclopramide interaction. Ann Pharmacother **36**：67-71, 2002
11) Vandemergel X, et al：Serotonin syndrome secondary to the use of sertraline and metoclopramide. Rev Med Brux **21**：161-163, 2000
12) Dunkley EJ, et al：The Hunter Serotonin Toxicity Criteria；Simple and accurate diagnostic decision rules for serotonin toxicity. QJM **96**：635-642, 2003

## 第5話　痛みの元を突き止めろ！　の巻

> 特に既往のない生来健康な39歳男性．受診当日の朝，起床してしばらく後，朝食の席に着いたときから突然の睾丸痛を自覚．その後，睾丸痛はやや軽快したものの，腰背部の違和感も出現した．救急科から泌尿器科へコンサルトされ，泌尿器科的診察の後，尿一般検査は特記事項なし，精巣超音波も特記所見なし．腹部単純CT（図1）まで施行した結果，泌尿器科的疾患の可能性は低いとの判断から，総合診療内科へコンサルトされた．
> 尿所見は比重1.019，蛋白（−），糖（−），潜血（−），ウロビリノゲン（±），ケトン（−），ビリルビン（−），赤血球＜1/HPF，白血球＜1/HPF，扁平上皮＜1/HPF，細菌（−）．

**忽那**　睾丸だと？「あたま」ではなく「たま」だと？

**石金**　若年者の睾丸痛，それも突然発症となれば，まずは精巣捻転か？でも超音波で所見がないとなると，違いそうだな…．Prehn徴候はあまり当てにならねえしな…． **Point**

**綿貫**　しかし，見逃してはいけないという点では，やはり精巣捻転が本命でしょうね．6時間以内に手術に持ち込むことで機能予後が改善しますから，疑ったら今回のように必ず泌尿器科コンサルトです．

**石金**　あとは精巣上体炎，前立腺炎あたりも鑑別に挙げれば完璧だぜ！…けどよ〜，これだけ所見がまっさらだと，尿路感染症は否定的か？いや，尿所見だけでは否定できないはず！　まだ鑑別としては残るぜ！

**忽那**　確かに前立腺炎は，尿所見だけでは否定できないな．敗血症に至る可能性も高く，決して見逃してはいけない感染症の1つだ．疑った

**Point**

Prehn徴候とは，精索捻転では睾丸を持ち上げると疼痛が強まり，精巣上体炎では逆に疼痛が軽減することで，その感度は91.3%，特異度は78.3%と言われている[1]．

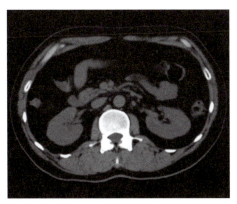

図1　腹部単純CT所見

ら直腸診を行うことが必須だろう．

**佐田**　痛ミガソノ場所ニ有ルトハ限ラヌ．

**石金**　なるほど．精巣に所見がないとなると放散痛か？　腹部からの放散痛，そうだな，腎結石や虫垂炎か…．

**綿貫**　塾長のおっしゃるとおり，痛み全般に言えることかもしれませんが，やはり痛む部位に所見がない場合，放散痛の可能性を考えるのは基本ですね．

**志水**　この症例では，初期に多くの workup がされている．造影で見つかる病態を除けば，器質的疾患で明らかなものはなさそうだな．病歴に戻るか．石金，何が最も気になる？

**石金**　そうだな～，やっぱり気になるのは突然発症ってことじゃねえか？　塾長の言う放散痛も考えると…．あぁ，志水三号生筆頭がよく言ってる，「TROP」[2]ってやつか？（表1）

**志水**　フフフ，よいな．

**忽那**　おもしれえ語呂じゃねえか．突然発症では裂ける・捻れる，破ける，詰まる，貫く，を考えろってことだな．

**綿貫**　そうですね．このセッティングで何を考えますか？

**石金**　裂ける・捻れる，破ける，詰まる，貫く…で，痛みが睾丸エリアに放散…．しかしCTでは写らねえ．まぁ，単純CTだが…．

**表1　突然発症の原因**

| T：tear/torsion | 裂ける/捻れる |
|---|---|
| R：rupture | 破ける |
| O：obstruction | 閉塞する |
| P：perforation/penetration* | 穴があく/貫く |

＊「貫く」は異物（魚骨など）によるものと，異物ではなく炎症で壁が貫かれるものがある．そのまま瘻孔をつくることもある．また便宜的にアニサキスもここに入れる．

（文献2より）

忽那　放散痛で考えるなら尿路結石も鑑別には挙がるが，尿所見が正常でCT上も結石がないようでは否定的だな．結石に関してはCTの感度は97％と高かったはずだ．

石金　…じゃあ，血管か？

忽那　そうだな．背部痛から大動脈解離も考えられるだろう．ただ，下行大動脈が途中から裂けるってのは典型的じゃないな．

**鑑別診断**

- 睾丸痛：精巣捻転，精巣上体炎，前立腺炎
- 腹部からの放散痛：腎結石，虫垂炎，尿路結石（否定的）
- 背部痛：大動脈解離

既往歴，生活歴に特記すべき事項はなし．システムレビューでも腰背部違和感，全身倦怠感，頭痛のほか，有意な所見はなし．バイタルサインは体温36.7℃，呼吸数20回/分，脈拍74回/分，血圧154/91 mmHg，$SpO_2$ 96％（室内気吸入下）．
身体所見は頭頸部から胸腹部，四肢，神経まで含め明らかな異常所見は指摘なし．腹部は平坦・軟でMcBurney点も含め圧痛なく，腰背部に関しては肋骨脊椎角（costovertebral angle：CVA）叩打痛陰性．また直腸診でも前立腺の熱感，圧痛はなし．四肢動脈触診も異常なし．

石金　身体所見上，有意なものが何もないだと⁉

忽那　年齢の割に少し血圧が高いのが引っかかるな．

綿貫　普段の血圧はどれくらいだったのか気になりますね．…ええと，過去の記録では普段の血圧は 140/80 mmHg 程度であり，健康診断で血圧が高めとの指摘は受けていたようですが，当日は普段より高かったようです．

忽那　高めの血圧に，睾丸と腹部という多臓器にわたる症状…．血管炎はどうだ？ 結節性多発動脈炎（polyarteritis nodosa：PAN）では睾丸痛をきたすことがあるだろ．

綿貫　確かに PAN の診断基準には睾丸痛の記載がありますね．非常に良い発想だと思います．ただ，発症様式が突然すぎるような…．

石金　それでも，<u>血管系疾患は外せねえな．フィジカルがなんともないことはありうるぜ</u>． **Point**

> 血液検査所見は WBC 12,100/μL，D ダイマー 4.1 μg/mL とやや高値を示したほかは，特記すべき異常所見なし．

石金　血液検査所見もまっさらだぜ…．

忽那　若年の割に D ダイマー高値なのは気になる．炎症に伴う非特異的な反応の可能性もあるから，やはり血管系のトラブルはありうる．大動脈以外だと何があるか…．

石金　あっ，腎動脈！

忽那　造影 CT だな．

（造影 CT を施行…）

石金　楔状の造影不良域（図2）！ 腎梗塞か！

綿貫　普通は腎梗塞と言えば，血尿，側腹部痛や LDH の上昇が特徴

大血管は深部臓器であり，また体を上下に縦断するため，そのトラブルによる疾患は時に体全体に分布する多彩な症状で表現されることある．

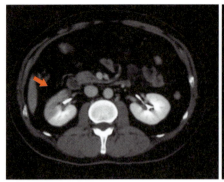 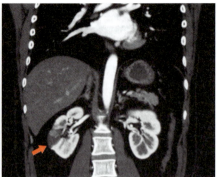

図2　腹部造影 CT 所見

的とされていますよね."LDH never lies."という pearl もありますが，超急性期には上昇しないこともあると言われているので，注意が必要かもしれないですね．

忽那　やはり「突然発症」の病歴では，常に血管系疾患を想起する必要があるな．

> その後，放射線科にて再構成した CT から腎動脈解離による腎梗塞と診断された．泌尿器科にて入院となり保存的加療にて軽快，退院となった．ちなみに，凝固異常など検索として protein C/S，ATⅢ などは陰性であった．

**最終診断：右腎動脈解離＋右腎梗塞**

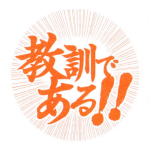

- 発症機転の病歴は鋭敏である．発症様式に執着した鑑別がカギを握る．
- 痛みがあるならまずその解剖を洗え！ そこに何もなければ，関連痛を考えよ！
- 「造影 or Not」コンサルト時点ですでに検査がなされている場合，これまでの検査で何の鑑別が除外されていないかを考えるべし．

## 解説　一号生：清水剛治

　腎梗塞は急性発症の側腹部痛や腹痛をきたす疾患のなかでは比較的稀な鑑別疾患であり，特に救急外来では尿路結石や腎盂腎炎，大動脈瘤などとの鑑別が重要となる．

　腎梗塞の典型的な臨床像として「突然発症の側腹部痛，血尿とLDH上昇」が知られている．しかし，実際には側腹部痛を認めたのは48.9％，腹痛を認めたのは50.1％であり，さらに肉眼的血尿と顕微鏡的血尿を合わせても48.3％にしか認められなかったとする報告もあり，"Uncommon is common." な疾患の代表と言える．一方で，LDHの上昇は90％以上の症例で認めたという報告がなされており，本疾患を想起する1つの鍵となりうるが，非特異的な上昇も多く，鑑別疾患は多岐にわたる[3,4]．また，本症例では入院後もLDHの軽度上昇を認めたのみであり，やはり非典型例には注意が必要と言える．

　本症例では突然発症の睾丸痛を主訴に受診し，泌尿器科にて生殖器の問題を除外した後に腎梗塞の診断に至った．本症例の

ように,局所の疼痛を主訴としながらも局所所見に欠ける場合,放散痛を鑑別に挙げる必要がある.McGeeは放散痛として陰嚢痛をきたした場合の鑑別疾患として,腹部大動脈瘤や虫垂炎などを報告しており,いずれもcriticalかつcommonな疾患として念頭に置く必要がある[5].

また本症例では「突然発症」という鍵から血管系のイベントを想起することで診断に至ることができた.特に致死的な血管系のイベントを常に疑い,「突然発症では裂ける・捻れる,破ける,詰まる,貫く」というclinical pearlを念頭に置いて,詳細な病歴聴取を行う姿勢が大変重要であると考えられる.

### 引用文献

1) Asgari SA, et al:Diagnostic accuracy of C-reactive protein and erythrocyte sedimentation rate in patients with acute scrotum. Urol J **3**:104-108, 2006
2) 志水太郎:診断戦略―診断力向上のためのアートとサイエンス,p 106, 211,医学書院,2014
3) Bourgault M, et al:Acute renal infarction:a case series. Clin J Am Soc Nephrol **8**:392-398, 2013
4) Antopolsky M, et al:Renal infarction in the ED:10-year experience and review of the literature. Am J Emerg Med **30**:1055-1060, 2012
5) McGee SR:Referred scrotal pain:case reports and review. J Gen Intern Med **8**:694-701, 1993

# 第6話 万物は流転し，そして繰り返す！ の巻

> うつ病のため通院中の20代女性が発熱，咽頭痛を主訴に受診した．受診日の前日（X−1日）の夕方から両肩が突っ張るような感じがあり，さらに今朝（X日）から咽頭痛と発熱が出現したため，当院を受診した．自覚症状としては嚥下時痛を伴う咽頭痛，倦怠感，発熱があり，鼻汁・咳嗽はない．

**忽那** 発熱と咽頭痛か…．これはきっと CRP が上がっているんじゃないか？

**石金** お前は CRP のことしか頭にねえのかよ！

**綿貫** 若い女性の発熱と咽頭痛は非常にコモンな訴えです．嚥下時痛を伴う咽頭痛で，鼻汁や咳嗽がないということであれば，咽頭炎として鑑別を考えていくことになります．一般的にはウイルス性咽頭炎，A群をはじめとしたβ溶血性連鎖球菌（β溶連菌）による細菌性咽頭炎，伝染性単核球症などが多いですが，まずは扁桃周囲膿瘍，急性喉頭蓋炎，咽後膿瘍，Ludwig アンギナ，Lemierre 症候群といった"咽頭痛を主訴として致死的となりうる疾患"を除外していくことが重要ですね．扁桃周囲膿瘍や咽後膿瘍では開口障害が特徴的ですから，開口障害の有無を確認したいところです．

**忽那** あとは感染症以外だと，亜急性甲状腺炎とかな．痛い目をみたことがあるぜ．

**石金** 年齢的には考えにくいが，心筋梗塞や大動脈解離の放散痛も頭の片隅には置いておきたいな．

> 既往歴はうつ病で近医に通院中．近医で処方されたエビリファイ®

> （アリピプラゾール）を内服している．2カ月前と1カ月前にも咽頭炎を起こし，抗菌薬で治療をされたという．職業は専門学校生で，喫煙・アルコール摂取はない．

**忽那** またエビリファイ®か…（➡第4話参照）．やっぱり「エビでファイを釣る」という言葉が頭をかすめるな….

**石金** だからファイって何だよ！

**忽那** （無視して）そういえば，今日は塾長はどうしたんだ？ 姿が見えないな．

**綿貫** あっ！ 塾長がこちらに向かって凄い勢いで走ってきますよ！

**佐田** ヌォォオオオ！

**忽那** 塾長！

**佐田** ヌオオオォォ！ 若イ患者ノ咽頭痛デハ性交渉歴ヲ聴ケエイィィィィ！！

**石金** そのまま走り去っていったな．一体なんだったんだ…？ 救急車並みのドップラー効果でよく聞こえなかったんだが…性交渉歴だって？

**忽那** そうか，若い成人の咽頭痛では性交渉歴をしっかり聴取しろということだな．聴いてみるか．

> 性交渉歴は，専門学校に通う傍ら，派遣型の風俗店でアルバイトをしている．仕事内容に性交はなく，オーラルセックスではコンドームを使用しているとのこと．

**石金** 派遣型の風俗店…デリバリーヘルスか．本番行為はないというのは信用できるのかな…．客に迫られたら断りきれないこともあるんだよな．

**忽那** ほう，詳しいな，石金．

**石金** いや，あくまで伝聞だがな．

**綿貫** 風俗店で働く女性，いわゆるコマーシャル・セックス・ワーカー（commercial sex worker：CSW）ということになると，咽頭痛の鑑別として淋菌性咽頭炎やクラミジア咽頭炎も鑑別として挙がりますね．そし

て忘れてはならないのが，急性 HIV 感染症でしょう．Point*1　HIV に感染して4週間後くらいに伝染性単核球症様の症状を呈することがあります．

**忽那**　そういえば二期梅毒も咽頭痛が現れることがあるな…．

**綿貫**　一口に発熱・咽頭痛と言っても，考えなければならない疾患がたくさんありますね．

---

意識は清明で髄膜刺激症状は認めない．バイタルサインは体温 38.9℃，呼吸数 20 回/分，脈拍 97 回/分，血圧 111/76 mmHg．開口障害はない．咽頭発赤があり，両側の扁桃は腫脹し右扁桃に白苔が付着している．また，上唇の内側に口内炎がある．両側顎下リンパ節に腫脹・圧痛あり．そのほか，特記事項なし．

---

**忽那**　CRP を知りたかったんだが…．これは血液検査をするまでもないな．「38℃以上の発熱」「咳がない」「圧痛を伴う前頸部リンパ節腫脹」「白苔を伴う扁桃炎」の4つで Centor's Criteria 4点だし，迅速検査をするまでもなく溶連菌性咽頭炎だな．Point*2

**志水**　ふむ．直観だが…それだけだろうか．否，同じような症状を呈する別の疾患か[1]，あるいは共存かもしれん．

**石金**　まぁ，"Common is common." Point*3　だから普通に溶連菌でいいんじゃねえか？　伝染性単核球症の可能性は高くはないと思うが，一応，アモキシシリンによる皮疹の副作用を考えて，ケフレックス®（セ

---

**Point**

*1　急性 HIV 感染症は，「急性レトロウイルス症候群」とも呼ばれる．通常2〜4週間後に発熱，咽頭痛，皮疹，下痢などの症状を呈する．HIV 抗体検査では陰性になることがあり，その場合には HIV-RNA を測定する必要がある．ただし，近年用いられている第4世代の抗原抗体検査では，急性 HIV 感染症においても感度が高くなっている．

*2　Centor's Criteria は溶連菌性咽頭炎を診断するための予測スコアであり，①体温 38℃以上（+1），②咳嗽がない（+1），③前頸部リンパ節腫脹・圧痛（+1），④扁桃の腫脹・滲出物（+1），⑤年齢15歳未満（+1），⑥年齢45歳以上（-1）で点数を足し引きして，スコアリングを行う．一般的に，2〜3点の場合は迅速検査を行い，陽性であれば抗菌薬治療を行う．4点以上の場合は検査は不要であり，抗菌薬治療を行う．0〜1点の場合は溶連菌性咽頭炎の可能性は低いと考えてよいため，検査は不要である．

ファレキシン）がいいだろう．

> ケフレックス®250 mg・1日4回を10日分処方し，経過観察とした．その後，数日で症状は改善した．
> しかし，その4週間後（X＋27日），まったく同じ症状で再び当院を受診した．前回同様に39℃台の発熱，両側扁桃腫大の所見と口内炎，頸部リンパ節腫脹の所見がみられた．

忽那　なんだと…再発したのか…？
石金　治療失敗とすると，内服のコンプライアンスを確認しなけりゃならないな．
綿貫　彼女がCSWということを考えると，曝露を繰り返している可能性もありますよね．淋菌はケフレックス®に感受性をもっていることがありますから，この治療経過でも矛盾しないのではないでしょうか．あとはヘルペス，特にHSV-2の可能性はどうですか？
忽那　たくさん鑑別があるな…．もう一度洗い直すか…．

**鑑別診断**

- ウイルス性咽頭炎
- 伝染性単核球症：Epstein-Barr virus（EBV），cytomegalovirus（CMV），human immunodeficiency virus（HIV）
- A群β溶連菌性咽頭炎
- 淋菌性/クラミジア性咽頭炎
- ヘルペスウイルス感染症
- 二期梅毒

**Point**

*3 "Common is common"とは，目の前の患者の診断に難渋したとしても，最終的にはありふれた疾患である可能性が高いという意味の言葉である．診断においては常に疫学を考慮する必要があり，最初から稀な疾患を考えるのではなく，頻度の高い疾患から鑑別診断として考えるべきである．ちなみに筆者（忽那）はよく「あいつはシマウマ探しばかりしている」と揶揄されるが，まったくもってそのとおりである．

石金　さっき挙げたA群β溶連菌，伝染性単核球症を起こすEBV，CMV，それにSTDとしてHIV，淋菌・クラミジア，梅毒，ヘルペスあたりをチェックするか．

> 血液検査では，CRPが17.25 mg/dLと上昇している以外に異常所見はなかった．
> 微生物学的検査の結果は，咽頭培養（−），A群β溶連菌迅速診断検査（−），EB VCA-IgM（−），EBNA抗体（＋），CMV-IgM（−），CMV-IgG（＋），RPR/TPHA（−），うがい液の淋菌/クラミジアTMA（−），ヘルペス（CF法）（−），血清HSV-PCR（−）．

忽那　CRPの17という数値はなかなか高いが，微生物に関しては何も引っかかってこないな…．単にウイルス性咽頭炎を繰り返しているということだろうか．

石金　まぁ，重症でもないし，今回も抗菌薬を処方して外来フォローでいいんじゃねえか？

綿貫　そうですね…．

　（謎の男性が登場）：ちょっと待った！

綿貫　あ，あなたは…利迂待三面拳の萩野！

**利迂待三面拳　萩野 昇**
千葉の地で膠原病を究めんとする求道者．膠原病だけでなく自己炎症症候群にも造詣が深い．

石金　リウマチサンメンケンのハギノだって…？　一体誰なんだこのオッサンは．

綿貫　膠原病界に知らぬ者はいない鬼才，利迂待三面拳の萩野を知らないのですか（ガクガクブルブル）．

忽那　その利迂待三面拳の萩野が俺たちに何の用だ！

萩野　フッ…小童どもめ….貴様らには見えないのか…この病歴から溢れ出る周期性が！
石金　周期性？
萩野　万物は流転し，そして繰り返すのだ…
志水　周期性…繰り返す…そして口内炎…これぞ直観の教えていたものか．
石金　どういうことなんだよ．

> 改めて病歴を取り直すと，前回の受診前にも過去2回の咽頭炎症状があり，症状は前回・今回とほぼ同じで，やはり咳嗽を伴わず白苔を伴った扁桃腫大があったという．また，本人も自覚していなかったが，ほぼ4週間隔でほかの病院を受診していた．

忽那　4週間周期で定期的に5回も咽頭炎を起こしている…それに周期性な発熱…そういえば，周期性発熱症候群にこんな病気がなかったか？
志水　確か，PFAPA症候群….
石金　ピ，ピエールの笛症候群だって!?
忽那　いったいお前はどういう耳をしているんだ．
綿貫　PFAPA症候群，つまり「periodic fever, aphthous stomatitis, pharyngitis, and adenitis syndrome」ですね．小児の病気だと思っていましたが….
志水　海外では成人発症の報告もある．日本であっても不思議はないだろう．
萩野　フッ…ようやく気づいたか．
忽那　診断はどうすればいいんだ？
萩野　診断基準（表1）[2]を満たすためには，⑥のステロイドの反応性をみることと，遺伝子検査でほかの周期性発熱症候群を除外することだな．

**表1　PadehらによるPFAPAの診断基準**

①毎月の発熱〜規則的に反復する発熱（年齢は問わない）
②アフタ性口内炎がみられることがある
③頸部リンパ節炎
④滲出性扁桃炎がある咽頭培養陰性
⑤エピソード間欠期は完全に症状を欠く
⑥ステロイド1回投与に迅速に反応

（文献2より）

> プレドニン®（プレドニゾロン）60 mgを単回投与したところ，2時間以内に症状がほとんど消失した．また，専門機関に遺伝子検査を依頼した結果，MEFV遺伝子のE148Qヘテロ変異を認めたが，PFAPA症候群に矛盾しない所見であった．

**最終診断：PFAPA症候群**

**忽那**　まさか…本当にPFAPA症候群だったとは…．恐るべし，利迂待三面拳！
**萩野**　わが利迂待三面拳に死角なし！（バーン）
**石金**　で，治療はどうすればいいんだ？
**綿貫**　調べたところ，H₂ブロッカーであるシメチジンが発作予防に有効と言われています．それでも発作が続く場合は扁桃摘出術を行うこともあるようですね．

> シメチジン200 mg・1日2回の投与を開始したところ，その後の発作は症状が軽減し，持続期間も短くなった．患者は現在も外来通院中である．

忽那　PFAPA症候群って大層な名前がついてるが，いわゆる習慣性扁桃炎ってヤツとは違うのかよ？

萩野　いい質問だ．習慣性扁桃炎は扁桃に繰り返し感染を起こす病態であり，感染症が原因だと言われている．しかし，PFAPA症候群はいわゆる自己炎症症候群であり，感染症ではない．実際に習慣性扁桃炎という診断で扁桃摘出術が行われた症例のうち23%がPFAPA症候群だったという報告もある[3]．

綿貫　確かに，習慣性扁桃炎のなかにはPFAPA症候群が紛れているのかもしれませんね．

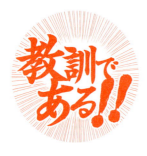

- **若い成人の咽頭炎では，性交渉歴を聴取すべし！**
- **繰り返す発熱をみたら，自己炎症症候群を想起すべし！**
- **慢性扁桃腺炎や習慣性扁桃炎といった病歴をみたら，PFAPA症候群の可能性を検討すべし！**

## 解説　忽那一号生筆頭

　自己炎症症候群は免疫疾患であるが，自己免疫疾患が自己抗体などの獲得免疫系の異常であるのに対して，自己炎症症候群は主として自然免疫系の異常によって発症する．ほとんどが遺伝子異常による遺伝子疾患であるため診断は遺伝子検査によるが，PFAPA症候群だけは原因遺伝子が同定されておらず，現在のところ，臨床症状とほかの疾患の除外によって診断されている．

　発症は大半が5歳以下であるが，稀に成人発症例が報告さ

れており，本邦でも1例報告がある[4]．3〜6日の発熱発作に随伴して，アフタ性口内炎，咽頭/扁桃炎，頸部リンパ節炎をきたすことを臨床的特徴とする．治療としてはシメチジンやコルヒチンが有効とされているが，奏効しない場合には扁桃摘出術を行う．

　なお，本症例で検出されたE148Qヘテロ変異は日本人の家族性地中海熱 (familial mediterranean fever：FMF) 症例で頻度の高い変異であるが，日本人のPFAPA症候群患者の30％，日本人健常者の18.5％にもみられる頻度の高い遺伝子変異であり[5]，臨床症状からPFAPA症候群として矛盾しないと判断した．

### 引用文献

1) 志水太郎：診断戦略―診断力向上のためのアートとサイエンス，p 45, 58, 医学書院, 2014
2) Padeh S, et al：Periodic fever, aphthous stomatitis, pharyngitis, and adenopathy syndrome；Clinical characteristics and outcome. J Pediatr **135**：98-101, 1999
3) Dahn KA, et al：Periodic fever and pharyngitis in young children：a new disease for the otolaryngologist? Arch Otolaryngol Head Neck Surg **126**：1146-1149, 2000
4) Kutsuna S, et al：The first case of adult-onset PFAPA syndrome in Japan. Mod Rheumatol **26**：286-287, 2016
5) Taniuchi S, et al：MEFV variants in patients with PFAPA syndrome in Japan. Open Rheumatol J **7**：22-25, 2013

# 俺と東京GIMカンファレンス

綿貫 聡

「カンファレンスは現場に即した文脈で，教育的に，楽しく行いたい」というのが私の持論である．ともするとカンファレンスというものは，バイアスに支配された机上の空論になりがちである．それをなんとか現場に即した形で，現場に還元できる勉強会として運営したい．東京GIMカンファレンス（以下，東京GIM）の代表世話人を忽那賢志先生から引き継いで以降[1]，この持論を意識して運営している．

東京GIMは2012年10月に第1回が国立国際医療研究センター病院で開催されて以降，毎月第2金曜日の19時半[2]より継続的に開催されている．偶数月は国立国際医療研究センター病院，奇数月は都内・関東圏の病院を会場としており，毎回3症例を取り上げて臨床推論を中心としたディスカッションが展開されている[3]．おかげさまで毎回50〜60名程度，多いときは100名以上の参加者を集めるイベントとして成立している．本書『魁!! 診断塾』で取り上げられている症例はすべて東京GIMで提示されたものであり，現場でClinical Problem Solving形式[4]に沿って行われるディスカッションの雰囲気を伝える内容となっている．

カンファレンスの進行役として私が手本にしているのは，大船GIMカンファレンス[5]でモデレーターを務める須藤博先生である．全体の状況を俯瞰し，参

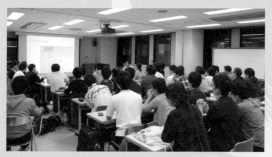

国立国際医療研究センター病院でのカンファレンス風景

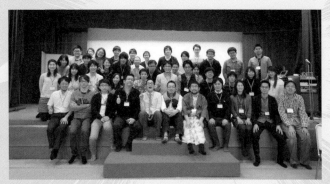

第53回は「Kameda Special !!」と題して鴨川グランドホテルで開催

加者（特に学生や初期臨床研修医）の理解度を推し量りつつ，発言者からさらなる教育的なコメントを引き出す．常に現場視点で語り，フォーカスを日常の診療に当て続ける，あれこそがいわゆる"名人芸"である．

　忙しい診療の合間を縫って初めて東京GIMに来てくださった先生には，「頑張って参加しに来てよかった」と思ってもらえるように，できるだけ参加しやすく，発言しやすい雰囲気づくりに努めている．また，いつも来てくださっている常連の先生には，「今日もまた，新しい発見があってよかった」と思ってもらえるように，偉大なるマンネリズムを保ちつつ，少しずつ形を変えて，このカンファレンスを前に進めていきたい．

　代表世話人としての仕事は非常に奥深く，このような機会を与えていただいたことに感謝している．

＊1 2014年9月の開催回から代表世話人が綿貫へ交代となった．前任の忽那先生が，当時アフリカで流行していたエボラ出血熱対応へのスクランブル体制のために，代表世話人を務めることが困難となったことが交代のきっかけであったとされている．
http://www.mbs.jp/jounetsu/2015/04_05.shtml
＊2 開催日程はFacebookコミュニティページのみで広報を行っている．時折，日程が変わるので要注意．
https://www.facebook.com/TokyoGimConference/
＊3 この運営形態は，20年近くの歴史を有する京都GIMカンファレンスをモチーフとしている．また，年に1回，pictureやimageを中心としたshort presentationを多数提示する「Snap Diagnosis Festival」という独自の試みを行っている．
＊4 『The New England Journal of Medicine』の「Clinical Problem Solving」は非常に有名で，かつ有用な学習資料である．
http://www.nejm.org/medical-articles/clinical-problem-solving
＊5 大船GIMカンファレンスは2008年の第1回から私も定期的に参加しているが，いつも新しい発見がある，素晴らしい会である．
H's monologue（須藤博先生のブログ）http://blog.goo.ne.jp/green-mountain-top

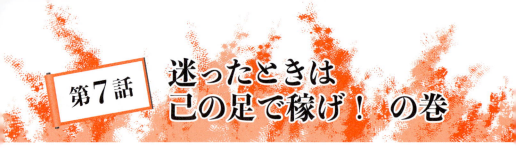

## 第7話 迷ったときは己の足で稼げ！の巻

> 64歳男性が，発熱と腹痛・下痢を主訴に救急外来を受診した．来院5日前に38.5℃の発熱，間欠的な腹痛，下痢を認め，市販薬を内服した．来院4日前に近医を受診し，感冒と診断されクラリスロマイシンを処方された．その後，下痢は改善傾向であったが，心窩部痛と右下腹部痛を認め，発熱も悪寒を伴うようになり，改善しないために救急外来を独歩で受診した．

**石金** これまでの症例を経験して，俺の診断技術にも磨きがかかってきたぜ．今回は高齢男性の下痢だろ？ ちょろいもんだ．しかも今回は7症例目！ ラッキーセブンだぜ．

**忽那** 貴様の人生にラッキーセブンなどあるものか．それほど自信があるなら診断を言ってみろ．

**石金** この症例は胃腸炎，すなわち感染性腸炎だぜ．そうだろ？ 楽勝楽勝！

**佐田** 馬鹿者!! 貴様ハ何モ分カッテオラヌ．

**志水** そうだな．胃腸炎と診断するのはほかの可能性を除外した後だ．**Point**

**石金** じゃ，じゃあどうやって診断していけばいいんだ．

**綿貫** 下痢の鑑別診断では，まず①原因の主座（腸管 vs 腸管外）と，②病因（感染性 vs 非感染性）との2軸から考えていくのが定石です．

**忽那** 一口に下痢と言っても，原因は表1のようにいろいろ考えられる．もちろん原因の主座が腸管内の場合にも重症疾患はあるが，特に注

---

**Point**

胃腸炎はいわゆる"ゴミ箱診断"であり，ほかの疾患を除外したうえで初めて成り立つ診断である．発熱，腹痛を呈した患者を胃腸炎と決めつけるのは危険である．なお，胃腸炎は対症療法のみで改善するので，胃腸炎自体の診断が遅れることは問題ない．

表1 下痢の鑑別診断

|  | 腸管内 | 腸管外 |
|---|---|---|
| 非感染性 | 消化性潰瘍<br>虚血性腸炎<br>腸間膜血栓塞栓症<br>炎症性腸疾患<br>腸管リンパ腫<br>悪性腫瘍<br>過敏性腸症候群<br>吸収不良症候群<br>中毒（金属，ヒスタミン） | 膵炎<br>膵腫瘍<br>甲状腺クリーゼ<br>副腎不全<br>糖尿病ケトアシドーシス<br>尿毒症<br>高カルシウム血症<br>妊娠悪阻<br>異所性妊娠<br>熱中症<br>尿管結石<br>一酸化炭素中毒 |
| 感染性 | ノロウイルス<br>毒素原性大腸菌<br>非チフス性サルモネラ<br>コレラ<br>セレウス菌<br>黄色ブドウ球菌<br>ウェルシュ菌<br>カンピロバクター<br>腸炎ビブリオ<br>腸管出血性大腸菌<br>細菌性赤痢<br>エルシニア<br>腸結核<br>ジアルジア | 敗血症<br>トキシンショックシンドローム<br>骨盤内炎症性疾患<br>腸腰筋膿瘍<br>肝炎<br>胆管炎<br>胆嚢炎<br>腎盂腎炎<br>肺炎<br>マラリア |

意が必要なのは腸管外の場合だ．何かの全身疾患の1症状として，下痢を呈しているわけだからな．

**綿貫** さらに，③経過（急性 vs 慢性）についても考えます．下痢の場合，2週間以内に治まるものを急性，1カ月以上持続するものを慢性とします．通常の感染性下痢症の多くは急性で，1週間で治まります．慢性の場合は，腸結核やジアルジア症などの例外はありますが，一般的に非感染症の原因が多くなります．急性と慢性の間，つまり2週間〜1カ月続く下痢を持続性下痢と呼ぶことがあり，これは何らかの理由で急性下痢症が少し長引いた場合などが慢性下痢症に分類されてしまい，適切な鑑別診断が挙がらないといったことを避けるためのバッファーゾーン的な意味で有用です．

忽那　併せて，急性下痢については，オーバーラップするところはあるが，基本概念として「大腸型＝腸管粘膜障害型」（血便・発熱を起こすことが多い）と，「小腸型＝毒素による腸管分泌促進型」（水様便で，血便・発熱はないことが多い）に分かれるという点を押さえておくといいだろう．

石金　へぇ，いろいろあるんだな…．知らなかったぜ．そういや，志水三号生筆頭の本に，急性下痢症における病原微生物の頭文字を取ったイケてる語呂（小腸型：WBC SAVED Intestinal GNR-M，大腸型：YOU SAVE Colon）があったな…[1]．しかし，それじゃあこの症例の診断はなんなんだ．さっぱりだぜ．

佐田　耳ヲ傾ケヨ，患者ノ声ニ．

志水　では，既往歴から訊いていくか．

---

既往歴は高血圧，脂質異常症，慢性副鼻腔炎．アレルギーはない．常用薬はない．職業は会社員．喫煙歴は10本/日×40年間，飲酒歴は日本酒を3合/日．海外渡航歴はないが，受診10日前に温泉（循環式）旅行に行き，鰻の肝の酒漬けを食べた．生ものは食べていない．動物接触歴やシックコンタクトはなし．歯科治療歴はない．性交渉歴は妻とのみ（ここ20年はなし）で，風俗も行っていない．特記すべき家族歴はない．

受診時のシステムレビューでは，悪寒を伴う発熱と，心窩部から右下腹部にかけての腹痛のみ（痛みの強さは同程度）．腹痛は食後に増悪し，寛解因子はない．受診時点では下痢は消失しており，血便はない．呼吸器症状や膀胱刺激症状はない．

---

石金　鰻の肝の酒漬けか…うまそうだな．これで受診までの経過は判明してきたが，次の身体所見では，どこに注意したらいいんだ？

忽那　身体所見はもちろん鑑別のためにも必要だが，下痢の患者では脱水の有無に注意しろ．

全身状態はやや不良．身長 170 cm，体重 63.4 kg．意識清明．バイタルサインは体温 39.8℃，呼吸数 24 回/分，脈拍 110 回/分・整，血圧 140/70 mmHg，SpO$_2$ 97%（室内気）．身体所見では，腹部所見は平坦・軟，心窩部から右下腹部に圧痛・反跳痛を認める．筋性防御なし．Murphy 徴候陰性．そのほか，皮膚のツルゴールの低下や口腔内乾燥もなく，特記すべき異常所見は認めない．

**佐田** アナハ見タカ．

**石金** 塾長，突然なんだよ，映画の話を持ち出して．まだ観てねぇよ，雪の女王は．

**綿貫** 塾長が言っているのは「穴」，つまり直腸診のことです．<u>直腸診は基本的な身体診察の 1 つで，腹痛患者や原因不明の発熱がある場合は特に重要です．</u> **Point**「直腸診をしなくてよいのは，患者に穴がない場合もしくは医者に指がない場合だけ」とも言われるほどです．

**志水** フフ．オヤジ（天阿仁威老師）の言葉じゃねえか．ほかに直腸診をするべきでない例外としては，好中球減少時などだな．禁忌ではないが菌血症に気をつけろ．

直腸診では特に異常所見はなし．
血液検査所見では，Hb 14.9 g/dL，WBC 9,800/$\mu$L，Plt 7.4×10$^4$/$\mu$L，Glu 122 mg/dL，HbA1c 5.7%，TP 8.5 g/dL，Alb 4.8 g/dL，BUN 24 mg/dL，Cr 0.9 mg/dL，T-Bil 2.3 mg/dL，AST 90 IU/L，ALT 97 IU/L，LDH 214 IU/L，ALP 1,237 IU/L，$\gamma$-GT 530 U/L，CK 20 IU/L，Na 138 mEq/L，K 3.6 mEq/L，Cl 106 mEq/L，CRP 19.5 mg/dL，PT-INR 0.89，APTT 28.2

**Point**
直腸診による腹痛や不明熱の鑑別は，①男女共通，②男性，③女性に分けて考える．代表的な疾患として，①は憩室炎，虫垂炎，直腸癌，②は前立腺炎，③は骨盤内炎症性疾患（子宮頸管炎，卵管炎など）が挙げられる．一部の報告や教科書では，女性における虫垂炎と骨盤内炎症性疾患の鑑別として，直腸診で cervical motion tenderness（子宮頸部移動痛）があれば骨盤内炎症性疾患の可能性が高いとされているが，鑑別は難しいという報告もある．

> 秒，HBs抗原（−），HCV抗体（−），HIVスクリーニング検査（−）．尿検査では，蛋白（1+），糖（−），潜血（2+），白血球（±）．胸部単純X線，心電図では異常所見なし．

忽那　CRPが19.5だと…．そうか，そういうことだったのか！

石金　CRPで一体何がわかるってんだ．それより，これは確かに"ただの胃腸炎"じゃなさそうだな．全身状態が悪いことを考えると，何らかの全身疾患の1症状として，下痢や腹痛が現れている可能性がありそうだ．SIRS（systemic inflammatory response syndrome：全身性炎症反応症候群）の条件（①体温≧38℃もしくは≦36℃，②脈拍≧90回/分，③呼吸数≧20回/分，④WBC≧12,000/μLもしくは≦4,000/μLの4項目のうち2項目を満たす場合）は満たしているし，感染性も否定できないから，とりあえず血液培養を2セットとっておくか．あとは…腹痛がある程度限局していて反跳痛もあるから，虫垂炎や腹膜炎などの外科的疾患を除外したいな．まずは腹部エコーだ．

> 腹部エコーでは明らかな虫垂の増大や腹水は認めず，可視範囲内で明らかな総胆管の拡張や肝内腫瘤は認めなかった．

綿貫　エコーでは，特に異常はありませんでしたね．それでは次に，腹部造影CT検査を行いましょう．

（腹部造影CT検査を施行…）

石金　ぬおぉぉ….

忽那　どうした．いつもは白目を剝くくせに，今回は目が充血してるぞ．

石金　CTの所見がさっぱりわからねぇ！　いったいなんなんだ．

佐田　己ノ足デ稼ゲ．

石金　???

志水　先達の下へ走れい．

綿貫　読影に限らず，日々の診療において専門外の分野などで迷った場

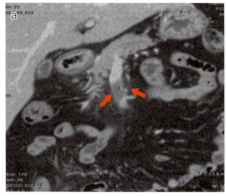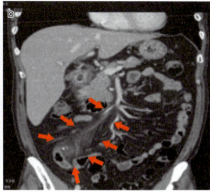

図1　腹部造影 CT 所見
a：上腸間膜静脈血栓（矢印）
b：回腸末端炎，回腸結腸静脈周辺の脂肪織の混濁（矢印）

合は，直接他科の医師と議論することが大切で，フットワークで専門家にサッと聞きに行く，ということですね．意見をもらうことで的確な診断・治療につながり，自分自身の知見も深まり，何より他科の医師とのコミュニケーションを深めることができます．

石金　よし，じゃあ行ってくるぜ！

（15分後…）

石金　ハー，ハー．普段運動してないから，息があがるぜ．
忽那　で，所見は何だった．
石金　回腸末端炎，上腸間膜静脈血栓，回腸結腸静脈周辺の脂肪織の混濁がみられるが，虫垂炎や胆嚢炎の所見はなく，明らかな憩室炎も認めない，とのことだった（図1）．けど，やはり俺には診断名がわからない．
綿貫　なるほど．この患者の経過の特徴は，下痢を起こしてはいるが重症ではない点と，腹痛が門脈支配領域に一致する右上腹部に起きている点になります．バイタルサインなどからは SIRS の状態で感染症が原因として考えられるので，敗血症が示唆されます．また血液検査ではALP，T-Bil，AST，ALT，γ-GT が上昇しています．そして，腹部造影 CT 検査では，腹痛と一致する部位，すなわち門脈につながる上

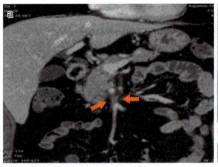 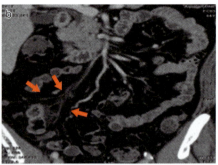

図2 腹部造影CT所見（第25病日）
a：上腸間膜静脈血栓（矢印，改善傾向）
b：回腸末端炎，回腸結腸静脈周辺の脂肪織の混濁（矢印，改善傾向）

腸間膜静脈に血栓を，その周囲の脂肪織に混濁を認めることから，感染性血栓が考えられます．したがって診断は，化膿性門脈血栓性静脈炎になります．

**石金** 治療はどうしたらいいんだ．

**志水** 腹腔内のカバーだろう．抗凝固はどうする，塾長？

**佐田** 要ラヌ．

**綿貫** この疾患は腹腔内の病原性微生物が起因菌となるので，それらをカバーした抗菌薬治療が中心となります．また，抗凝固療法を行うべきかはcontroversialで，血栓の進行，菌血症の持続などの場合には有用との報告があります．ですから，基本的には抗菌薬治療のみで治癒できますが，治療期間は4〜6週間（静注は2〜3週間）と長くなります．

> 入院後，本疾患の病原微生物として Escherichia coli, Bacteroides fragilis など腹腔内の腸内細菌や嫌気性菌を考え，ピペラシリン/タゾバクタム（PIPC/TAZ）4.5 g（8時間ごと）を開始した．第2病日に，入院時に採取した血液培養が陽性となり，E. coli, B. fragilis が同定された．感受性を確認し，アンピシリン/スルバクタム（ABPC/SBT 3 g・6時間ごと）に変更した．
> 第25病日に施行した腹部造影CT検査（図2）で，回結腸動静脈に

沿って認めた腸間膜の浮腫状変化は明らかに改善し，上腸間膜静脈に認めた血栓も縮小傾向であった．また血液検査においても炎症反応の改善を認めた．PIPC/TAZ と ABPC/SBT を合計 4 週間投与後退院し，退院後はレボフロキサシン（500 mg・1 錠/日），メトロニダゾール（250 mg・6 錠/日・分3）を 2 週間内服し，抗菌薬は合計 6 週間投与した．

## 最終診断

### 化膿性門脈血栓性静脈炎

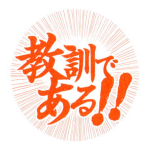

- 下痢は"胃腸炎"と決めつけず，①原因の主座，②感染性か否か，③経過の3軸において注意深く鑑別せよ！
- 化膿性門脈血栓性静脈炎の診断には，血液培養と腹部造影CTが重要である．
- 日々の診療において，専門以外の分野などで自信がもてない場合は，己の足で出向き，直接他科の医師と相談せよ！

## 解説　石金二号生

　化膿性門脈血栓性静脈炎は聞き慣れない疾患名かもしれないが，救急外来診療を行っていると担当する機会はあるだろう．いずれにおいても，診断は鑑別診断を挙げることから始まる．日頃からその場の臨床状況に即した鑑別診断を網羅的に挙げる訓練の必要がある．

　本疾患は pylephlebitis，または infective suppurative thrombosis of the portal vein と呼ばれる門脈の化膿性血栓性静脈炎で，近年，画像診断の向上に伴い報告数は増加している．発症平均年齢は 42 歳（6〜75 歳）で，24% が 18 歳以下との報告もある．門脈は上腸間膜静脈と脾静脈に連続し，直腸上部までの腸管の血流を支配する（直腸下部の血流は支配しない）．この領域を支配する血管（上腸間膜静脈：42%，脾静脈：12%，門脈の肝内分枝：39%）において後述する原因により血栓性静脈炎が引き起こされ，次第に門脈などの大血管に広がることで発症する．炎症が腸間膜静脈に広がり腸管虚血や梗塞を引き起こせば，死亡することもある．

　あらゆる腹腔内感染症，骨盤内感染症に続発し，以前は虫垂炎に続発するものが多くを占めたが，近年は憩室炎や胆道系感染症が多く，非感染症である炎症性腸疾患，膵炎，痔核などに続発することもある．また，原因が同定できたのは約 70% であったとの報告もあり，原因不明なこともある．発症には何らかの凝固亢進状態（凝固因子欠乏，悪性腫瘍，AIDS など）の関連性も指摘されている．病原微生物は 88% が混合感染であり，腹腔内の腸内細菌と嫌気性菌が多く，E. coli, B. fragilis が原因となることが多い．

　症状として，発熱，右上下腹部痛（門脈の支配領域に一致），下痢を起こすが，腹痛は必ずしも重症ではないので注意する．身体所見では右上腹部の圧痛，肝腫大，脾腫大などがみられ，合併症として肝膿瘍，腸管虚血，門脈圧亢進症を起こすことも

ある．

　診断・治療に重要な血液培養は23〜88％で陽性であったとの報告がある．また，本疾患の診断および原因疾患の検索のためには腹部造影CT検査が重要であり，エコー検査（特にカラー・ドップラー検査）は，血栓の進展や疾患の進行の評価に重要である．確定診断は感染性の門脈血栓の証明による．診断が遅延することもあり，その原因として，症状が非特異的，門脈の同定が困難などが考えられる．

　治療の中心は抗菌薬で，培養結果が同定されるまでは広域抗菌薬の投与が必要とされ，治療期間は4〜6週間（静注は2〜3週間）が推奨される．抗凝固療法はcontroversialであり，血栓の進行，菌血症の持続などの場合に有用との報告がある．また，外科的治療は本疾患を引き起こした原因に対しては必要な場合もあるが，本疾患自体には不要である．予後は，画像診断技術に乏しく，抗菌薬がなかった時代は虫垂炎に次いで死亡率が高かったという報告があるが，現代でも11〜32％と重篤な感染症の1つである．

**引用文献**
1) 志水太郎：診断戦略―診断力向上のためのアートとサイエンス，pp 215-216，医学書院，2014

**参考文献**
1) Martin RF, Rossi RL：The acute abdomen. An overview and algorithms. Surg Clin North Am **77**：1227-1243, 1997
2) 青木　眞：レジデントのための感染症診療マニュアル（第2版），医学書院，2008
3) Plemmons RM, et al：Septic thrombophlebitis of the portal vein (pylephlebitis)：diagnosis and management in the modern era. Clin Infect Dis **21**：1114-1120, 1995
4) Baril N, et al：The role of anticoagulation in pylephlebitis. Am J Surg **172**：449-452, 1996

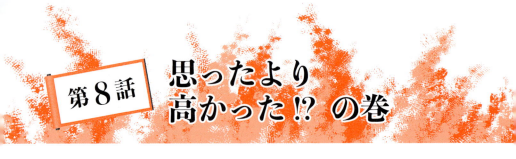

# 第8話 思ったより高かった⁉の巻

子宮筋腫, 乳癌の既往のある55歳の女性が, 当日朝からの左下肢の脱力を主訴に来院した. 来院前日まで元気で, いつもどおり仕事に出かけることが可能であった. 当日の起床後も普段と変わりなく, ゴミ出しに行ったり, 朝の体操をしたりしていた. その後, 朝食を食べ終えて片づけをしようと, 食器を持って歩き出したところで, 左腰〜太ももにかけてガクッと力が入らない感じが出現して歩けなくなったため, 当院ERを受診した.
既往歴は右乳癌(30年前に全摘術)のみで, 家族歴に目立ったものはない. 内服歴, アレルギー, 喫煙歴, 渡航歴, シックコンタクト, 先行感染症状などに目立ったものはなかった.
システムレビューでは左下肢の脱力感以外に有意なものはなく, 背部痛・腰痛・下肢痛・しびれ・排尿/排便感覚異常などは認められなかった.

**忽那** 脱力を訴える患者を診る際には, 易疲労感, 無気力感, 感覚障害, 眠気など, 二次性の脱力を考え, その除外が必要だが, 今回はそういったことはなさそうだな. **Point** おそらく真の脱力として扱ってよいだろう.

**石金** 何をしていたときに症状が出てきたか, 本人がはっきり言ってるぜ. ということは突発性だな!

**志水** フム…. それで何を考える?

### Point

脱力については, 真の脱力(錐体路障害によるもの)と二次性の脱力(全身倦怠感, 疲労感によるもの)を区分けして考えるとわかりやすい.「力が入らない」と訴えてくる患者を診る場合, まず病歴聴取で脱力の原因になりうる疾患を疑う症状がないかを確認し(二次性の脱力のrule-out), 身体診察で実際に筋力が低下しているかを確認する必要がある(真の脱力のrule-in).

石金　あんたがよく言ってる突発性の鑑別，TROP (Tear/Torsion, Rupture, Obstruction, Perforation/Penetration)[1]ってやつじゃねえか．血管性，特に破裂や塞栓症は外せないぜ．脊髄梗塞，硬膜外血腫などが鑑別に挙がるだろうな．

綿貫　私は筋力低下を診る場合，まず①「近位か，遠位か」，②「対称性か，非対称性か」，③「非対称性であれば，どのようなパターンか（片麻痺，対麻痺，単麻痺，顔面の一部）」の3つを確認します．そして次に，脳-脊髄-末梢神経-神経筋接合部-筋肉-関節-皮膚のどこに問題があるかを評価します．随伴症状（先行感染や感覚障害の有無），神経学的所見も確認しましょう．鑑別を考えるうえで，非常に参考になります．

石金　あとは，乳癌の既往がある点か．もし再燃がありうるとするなら，骨転移などによる神経症状なども鑑別に挙がるぜ．ただ，疼痛がないところは非常に unlikely だな．

## 鑑別診断

- 脊髄梗塞
- 硬膜外血腫
- 乳癌の骨転移

意識レベルは Japan Coma Scale：0．来院時バイタルサインは体温 36.5℃，呼吸数 18 回/分，脈拍 108 回/分・整，血圧 176/110 mmHg，SpO$_2$ 96%（室内気）．
身体所見では，頭頸部，胸部，腹部，背部には特に異常所見なし．
神経学的所見では，脳神経領域には異常所見を認めなかった．四肢腱反射では左膝蓋腱反射，左アキレス腱反射が減弱していた．Babinski 反射などの病的反射は認められなかった．
運動機能については，上肢の運動障害はなく，左下肢筋力は MMT（徒手筋力検査）3〜4 程度，右下肢筋力は MMT 4〜5 程度で有意に筋力低下を認めたが，診察時には筋力に変動があった．直腸診では筋トーヌスは保たれており，感覚についても表在覚，温痛

> 覚，深部覚ともに保たれていた．体幹部には異常所見を認めず，会陰部の感覚障害は認められなかった．

**忽那** 筋力低下はあるが，ごく軽度だな…．感覚障害もまったくないのか．

**佐田** 症状ガ軽イカラト，甘ク見テハナラン！

**綿貫** 上肢は正常で，下肢に症状が限局しているので，錐体路，それも途中からの障害を考えたいところですね．<u>感覚障害が伴っていないことについては，出現するタイミングがずれる場合があるので，矛盾はしません．</u> **Point** 早期のMRI撮影が望ましいです．

> 血液検査では，Hb 12.9 g/dL，Ht 40.3%，WBC 6,000/μL，Plt 16.8×10⁴/μL，Glu 178 mg/dL，Alb 4.3 g/dL，BUN 18.3 mg/dL，Cr 0.50 mg/dL，Na 140 mEq/L，K 3.7 mEq/L，Cl 107 mEq/L，CRP 0.12 mg/dL．そのほか肝胆道系酵素は問題がなかった．尿所見でも蛋白，潜血はみられなかった．
> 腰椎穿刺を施行し，初圧14 cmH₂Oで無色透明，細胞数1/μL，蛋白49 mg/dL，糖69 mg/dLであった．
> 腰椎MRIおよび頭部MRIを撮影したが，いずれも梗塞を疑う所見はなかった．

**綿貫** あらためてこの症例のプロブレムリストをまとめると，①左下肢筋力低下，②左膝蓋腱反射/アキレス腱反射消失，③髄液での蛋白細胞解離といったところでしょうか．

**石金** 蛋白細胞解離は末梢神経障害や中枢神経の脱髄でもみられるが，中年以降だと頚椎症，腰椎症などの潜在でよく確認される印象があるな．

**Point**

後述のとおり，前脊髄動脈は運動領域の前面2/3に，後脊髄動脈は知覚領域の後面1/3に血流を供給している．本症例のような前脊髄動脈閉塞の初期段階では，知覚領域の血流が保たれ，運動領域の障害が先行して起こる可能性がありうる．

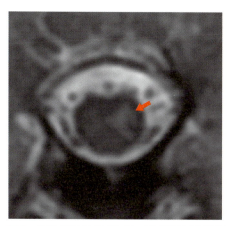

図1 胸髄MRI検査（Th11, T2強調FSE画像）

**忽那** やはりCRPは上がっていない…．経過からも感染症の可能性はかなり低くなってきているな．初期経過がこんなに軽いこともあるのかもしれないが，やはりMRI所見が乏しくても，脊髄梗塞の除外は困難だろう．

**佐田** コノ腰椎MRIダケデ十分カ，ヨク考エヨ！

**志水** 確かに，脊髄梗塞の好発は下部頸椎から胸椎がメインだ．そのMRIはどうだ？

経過観察目的に入院となり，器質的疾患（横断性脊髄炎，硬膜外血腫，脊髄梗塞）を除外するために頸椎～胸椎MRIを撮影する方針となった．胸椎造影MRIを撮影したところ，Th11レベルに限局して左灰白質（前角＞後角）にT2強調FSE（fast spin echo）画像で高信号域を認めた（図1）．
入院翌日朝の所見で右下肢近位筋の筋力低下があり，症状進行があった．右側にBabinski反射が出現し，さらに入院2日目の夜間には右下肢の膝立てができなくなった．また，足の表面温度に左右差が出現し，左足が冷たく，右足が温かかった．
神経伝導検査では両側の脛骨神経でF波の出現頻度が低下し，A波を認めたことからGuillain-Barré症候群や脊髄前角炎なども鑑

別に残り，同日よりヘパリン投与とステロイドパルスが開始となった．入院3日目には右下肢は完全麻痺，また尿閉となり温痛覚障害が出現したが，上肢や脳神経への症状進展は認めなかった．

**綿貫**　A波は，F波よりやや早い潜時で認められるほぼ同一潜時・同一波形を呈する電位で，Guillain-Barré症候群をはじめ，種々の脱髄，そのほかの末梢神経障害でみられる非特異的な所見です．脛骨神経におけるF波の出現頻度減少の意義は大きいと考えられ，末梢神経障害，脊髄前角細胞の障害などの病態を考えたいと思います．

**忽那**　非常に短期間で対麻痺と膀胱直腸障害が進行しているな…．錐体路徴候と感覚障害が顕著になったこと，脊髄髄内病変が存在していることから，診断は脊髄梗塞で間違いないだろう！　錐体路徴候を伴わない点で脊髄前角炎は否定的，画像所見から硬膜外血腫やGuillain-Barré症候群も合わないな．リハビリテーションを併用しながら，これから慎重に経過を観察していく必要があるな．

**石金**　う，うむ．そのとおりだな！（まだ，よくわかってない）

その後，リハビリテーションを並行して行い，徐々に筋力低下は改善傾向となり，退院時点（入院後3カ月）でのMMTはIlio（腸骨筋）3+/3−，Quad（大腿四頭筋）4+/4，Ham（膝関節屈筋群）3/2−，TA（前脛骨筋）5−/4+，Gas（腓腹筋）4/4．両手に4点杖を使用しながら独歩可能となった．排尿障害はジスチグミン5 mg/日，ウラピジル15 mg/日を投与し残尿なし．排便感覚障害は改善した．

**最終診断：脊髄梗塞**

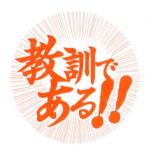

- 突然発症の運動障害では，血管性病変を考えよ！
- 脊髄梗塞では病変部位に疼痛を伴うことが多いが，疼痛を欠く場合もある．また対麻痺が多いが，単麻痺で来院することもある．さらに神経症状が完成していない可能性があり，注意深い観察が必要である．機能予後を悪くする疾患，致死的な疾患の鑑別を忘れてはならない．
- 脊髄梗塞は高位診断が難しく，実際には想定される領域より高位に病変が存在することがある．好発部位は下部頸髄，胸腰髄移行部[2]であることを考慮する．

### 解説　綿貫教官

　脊髄梗塞は，脊髄錐体路を司る栄養血管の閉塞により起こる病態である．錐体路は錐体交叉で錐体路全体の 80% が対側の外側皮質脊髄路へ向かい，10% は同側の外側皮質脊髄路へ向かい，脊髄の一部の運動ニューロンのみを支配している．そして最後の 10% は同側の前皮質脊髄路へ向かい，前皮質脊髄路は同側，もしくは標的運動ニューロンの近くで交叉し，脊髄のすべての高さの運動ニューロンを支配する．

脊髄の血流支配としては，両側の椎骨動脈から始まる前脊髄動脈と後脊髄動脈に，脊髄枝から分枝の前根動脈，後根動脈からの流入が加わり構成される．前脊髄動脈は運動領域の前面 2/3 に，後脊髄動脈は知覚領域の後面 1/3 に血流を供給している．前脊髄動脈閉塞は脊髄梗塞に至るが，後脊髄動脈閉塞の場合，実際には 2 本の動脈というより動脈叢なので側副血行路があり，脊髄梗塞になりにくいといわれている．前角のある脊髄の中心部は，前脊髄動脈からの中心動脈の終末枝が血管支配を行っており，最も循環不全の影響を受けやすい部位となっている．したがって，前角障害が前脊髄動脈症候群で最も典型的な所見である．

　このように，脊髄梗塞では前脊髄動脈全域の高度の虚血などにより脊髄の前側 2/3 が横断的にダメージを受け，障害高位における温痛覚が明瞭に障害され，責任高位を示唆する可能性が高い．なお，前脊髄動脈に血液を供給する前根動脈のうち最大かつ最重要なものは Adamkiewicz 動脈であり，基本は Th9 〜12 レベルで起始している．

　皮質脊髄路は延髄錐体で交叉し，以下，層構造（内側から頸髄，胸髄，腰髄，仙髄の順に並んで下行する）をもって下行し，各髄節で脊髄前角細胞にバトンタッチする．つまり，中心部に強い虚血があれば，より責任高位に一致したレベルから筋力が低下する．ただし，外側中心の虚血で，中心部の虚血の程度が軽ければ，運動麻痺がより尾側の髄節にとどまり，過小評価されてしまう可能性がある．また，虚血以外でも，頸髄における脊髄硬膜外血腫で脊髄が外側から圧迫された場合には，たとえ頸髄レベルの病変であっても，麻痺が下肢の単麻痺にとどまることがありうる．

　上記のように，高位診断は非常に難しい場合があることを覚えておきたい．仮に画像検査の撮影が困難であったとしても，脊髄梗塞が疑われた場合，頸髄など，より上位に病変が存在する可能性を押さえておくことは非常に大切である．実際のところ，本症例のように発症時の背部痛を認めない脊髄梗塞の症例が数多く存在し，片側の四肢に症状が限局する単麻痺の症例も

認められることは報告されている[2]．

　また，脊髄梗塞においては，初期の運動障害が非常に軽く出現することがあること，症状完成までに1日以上要するケースも稀ではないことについても述べられている[3]．この点についても留意が必要である．初期の運動障害が軽度だからといって脊髄梗塞を否定することは困難で，慎重に経過を追っていく必要がある．

**引用文献**
1) 志水太郎：診断戦略―診断力向上のためのアートとサイエンス，p 106, 211, 医学書院，2014
2) Masson C, et al：Spinal cord infarction；Clinical and magnetic resonance imaging findings and short term outcome. J Neurol Neurosurg Psychiatry **75**：1431-1435, 2004
3) Nedeltchev K, et al：Long-term outcome of acute spinal cord ischemia syndrome. Stroke **35**：560-565, 2004

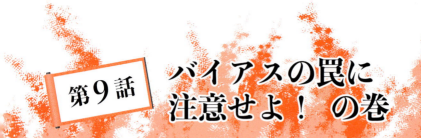

# 第9話 バイアスの罠に注意せよ！ の巻

下垂体腺腫，直径4 cmの上行性胸部大動脈瘤，高血圧，脂質異常症で当院かかりつけの83歳女性が，3週間前から続く頭痛と微熱，かすみ目を主訴に来院した．頭痛は緩徐発症で目の奥が重くなるような痛みが続き，2週間前から目がかすむような自覚があったが，新聞などは読めた．当初は37℃台の微熱だったが，2日前から38℃に上昇したため，かかりつけの神経内科外来を受診した．
ADLはもともと杖歩行で，来院時も杖歩行であった．息子夫婦と3人暮らしで，飲酒・喫煙はせず，動物曝露や海外渡航歴もない．内服はカンデサルタン，ニフェジピン徐放剤，アスピリン，アトルバスタチン，ランソプラゾール．健康食品や漢方の内服はない．
システムレビューでは頭痛，発熱，全身倦怠感，かすみ目，食思不振があり，悪寒戦慄や体重減少，気道症状・腹部症状・排尿症状・皮疹/関節痛などはなかった．

**石金** 高齢者で目の症状と頭痛とくれば，側頭動脈炎だろ. **Point** 1カ月前にも同じ症例を経験したぜ．というわけで，側頭動脈生検してステロイドで決まりだな．それじゃ，今日は終わり！

**佐田** 待テイ！ ソレハバイアスの罠デアル!!

**綿貫** そうですね．石金二号生，以前経験した鑑別診断はどうしてもすぐに浮かびやすくなりますが，それはavailability biasと呼ばれる診断バイアスの1つ．われわれは常に，この罠にはまることなく診療しなければならないのです．こういった認知のバイアスはcognitive dispositions

### Point

側頭動脈炎（巨細胞性動脈炎）は，頭痛・視野障害とともにリウマチ性多発筋痛症のような筋痛・関節痛をきたす中〜大血管炎である．23%に視野異常，4.4%に完全な失明を認めるため，頭痛と目の症状が出現した際には巨細胞性動脈炎を念頭に置いた速やかな診断とステロイド治療が求められる[1]．

**表 1　AMAUROSIS FUGAX**

**A**rterial occlusion（動脈閉塞）
**M**igraine（片頭痛）
**A**PS（抗リン脂質抗体症候群）
**U**nstable ocular perfusion（網膜動脈血流障害）
**R**etinal vein（網膜静脈閉塞）
**O**ptic neuritis（視神経炎）
**S**eizure（痙攣）
**I**ntraocular pressure（眼圧上昇）
**S**ystemic infection/vasculitis, **S**arcoidosis（全身感染症・血管炎，サルコイドーシス）
**F**loater（硝子体浮遊物）
**U**nstable coagulation（不安定な凝固能）
**G**CA, **G**laucoma, **G**raves（側頭動脈炎，緑内障，Graves 病）
**A**nterior ischemic ocular neuropathy（前部虚血性視神経症）
to**X**in（薬物・毒物）

（文献 2 より）

---

to respond（CDRs）とも呼ばれ，現在 100 種類以上あるとも言われていますよ．

石金　CD-R？ もう USB しか使わないから不要じゃないか？

佐田　オォ，我ガ塾生ガ罠ニズブズブト嵌マッテイク…．誰カ引キ抜イテヤレ．

志水　診断戦略奥義，弐喪爾琥巣(にもにくす)（mnemonics：語呂合わせ）!! 視力障害から鑑別するなら「AMAUROSIS FUGAX」（一過性黒内障）だ[2]．

忽那　甘そうな麩菓子？ 麩菓子と言えば，Fugazi は俺の青春の思い出バンドの 1 つ…[3]．

石金　遠い目をしてどうした．Fugazi って何だ？

忽那　Fugazi を知らんとは，そんな奴は診断塾失格だぞ!? 世代の違いが成せる業か…．あぁ，イアン・マッケイ…．

石金　多分まったく関係ないぞ，それ．

志水　「AMAUROSIS FUGAX」は視力障害を起こす疾患の頭文字をとったものだ（表 1）．視力障害を起こす疾患は緊急性が高いものが

多い．

**忽那** 亜急性の頭痛/発熱/視力障害とくれば，結核性髄膜炎の除外は必須だな．もしHIV感染が背景にあればトキソプラズマ，梅毒，サイトメガロウイルスの除外も考慮すべきだが，この症例ではその心配はなさそうだ．

**石金** おぉ，ようやくバイアスの罠から抜け出して，鑑別が広がってきたぜ！ まず，感染性心内膜炎による眼動脈塞栓子はチェックしたいな．この症例は下垂体腺腫があるから，腫瘍の増大や下垂体卒中も忘れずに鑑別したい．さらに，上行性胸部大動脈瘤があるから，大穴として椎骨脳底動脈解離と後頭葉の血流不全による同名半盲は除外しておきたいな．

**綿貫** ようやく調子が出てきましたね．付け加えると，頭痛と眼病変の鑑別としてBehçet病は重要かもしれません．追加問診では側頭動脈炎の鑑別として顎跛行や頭皮痛（例：櫛で髪をとくときの疼痛）の有無，Behçet病の確認として粘膜病変（口内炎・陰部潰瘍など）や皮膚病変（毛囊炎，結節性紅斑など）の有無を確認したいですね．また，sexual historyも一応確認しましょう． **Point** 診察では髄膜刺激徴候の有無と神経所見は確実に把握したいですね．また，視野障害の範囲の確認も必須です．そのうえで，鑑別に挙がった疾患に必要な診察を行っていくことになります．

**石金** やっぱり側頭動脈の視診と圧痛評価は必須だろ！…あ，まだバイアスの罠から抜けられてないのかな…．

**Point**

粘膜に異常をきたす疾患において，梅毒，単純ヘルペス，*Haemophilus ducreyi* などの性行為感染症は外すことのできない鑑別疾患である．また，性行為感染症のリスクが高ければ，HIVなどのチェックも考慮される[4]．

**鑑別診断**

- **脳神経/視神経**：髄膜炎（特に結核性），脳膿瘍，サルコイドーシス，Behçet病，視神経脊髄炎（neuromyelitis optica：NMO）
- **下垂体病変による視交叉圧迫**：腫瘍，出血，リンパ球性下垂体炎
- **血流障害**：側頭動脈炎，海綿動静脈瘻，感染性心内膜炎による塞栓子飛散
- **眼**：緑内障，感染性網膜炎（トキソプラズマ症，梅毒，サイトメガロウイルス感染症）
- **全身の循環障害**：敗血症

追加問診では，明らかな顎跛行はなく，頭皮痛もなかった．夫以外とのsexual historyはない．明らかな粘膜病変の自覚なし．
来院時の意識レベルはGlasgow Coma Scale（GCS）：E4 V5 M6．バイタルサインは体温38.1℃，呼吸数16回/分，脈拍103回/分・整，血圧125/105 mmHg，$SpO_2$ 96％（室内気）．
身体所見では，頭頸部・胸部・腹部・背部に明らかな所見なし．四肢に明らかな皮疹なく，口腔・陰部粘膜にも異常なし．側頭動脈圧痛なし．
神経学的所見では，簡易な視野評価にて明らかな視野障害を認めず，そのほか脳神経所見にも明らかな異常なし．運動機能では両下肢の徒手筋力検査法（manual muscle testing：MMT）が全体的に4であるが上肢筋力低下はなく，arm driftは陰性．感覚障害は認めず腱反射は正常，病的反射も認めなかった．協調運動については，回内回外試験・指鼻指試験は明らかな異常なく，Romberg試験は両下肢筋力低下のため施行困難，歩行は介助下で何とか可能であった．髄膜刺激徴候は項部硬直，jolt accentuation, Kernig徴候，Brudzinski徴候含めて異常なし．

忽那　顎跛行も側頭動脈の圧痛もないとなると，側頭動脈炎の線は否定的だな．
佐田　マタ罠ニ嵌マルデナイ!!
綿貫　顎跛行の陽性尤度比（positive likelihood ratio：LR＋）は4.2と

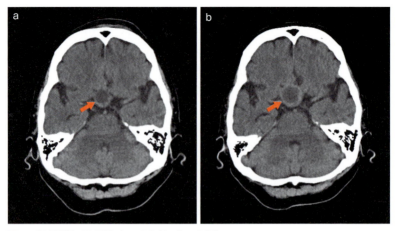

図1 頭部単純CT所見（a：6年前，b：今回）

高いですが，陰性尤度比（negative likelihood ratio：LR−）は0.72と低くありません[5]．つまり，特異度は高くても感度が低いので，除外には使えないのです．側頭動脈圧痛もLR＋：2.6，LR−：0.82と，疾患の否定には使えませんから，臨床症状による側頭動脈炎の確実な否定は困難でしょうね．

志水 問診・診察では特異性の高い所見をrule-inしにいくことが重要だが，診察においてrule-outすることは難しい．だから正確な情報の積み重ねにより，鑑別診断の確率を上げ下げしていく必要がある．今回はその典型的な例だな．視力障害についても正確な所見を取ったほうがいい．できれば眼科に診察してもらおう．

採血結果はHb 14.1 g/dL，WBC 8,200/$\mu$L，Plt $20\times10^4$/$\mu$L，Glu 116 mg/dL，Alb 3.2 g/dL，Na 133 mEq/L，K 3.5 mEq/L，Cl 94 mEq/L，CRP 7.7 mg/dL．炎症反応高値と低Alb，低Na/Cl血症を認めたが，肝酵素・腎機能は異常なく，尿所見も正常だった．下垂体卒中を考慮しホルモン検査を施行したが，甲状腺については TSH 0.126 $\mu$U/mL，FT$_4$ 1.14 ng/dL，FT$_3$ 1.96 pg/mLとほぼ正常範囲内，コルチゾール14.0 $\mu$g/dL，ACTH 7.8 pg/mL

> と正常であった．HIV 抗体も陰性であった．
> 頭部単純 CT では，6 年前の CT で下垂体に認めていた 15 mm の腫瘤は 22 mm に増大していたが（図1），出血や血腫は認めなかった．その後，髄液穿刺を施行し，細胞数 124/μL（うち単核球 56%/多核球 44%），蛋白 177 mg/dL，糖 53 mg/dL，キサントクロミー陰性であった．

（しかし！）

> 採血・CT 撮影・髄液穿刺の施行中から，1〜2 時間の経過で患者の意識が徐々に悪化した．GCS は E2 V5 M4＝11 点，体温 38.7℃，呼吸数 20 回/分，脈拍 86 回/分・整，血圧 80/40 mmHg，SpO₂ 97%（室内気）．
> 右眼：手動弁，左眼：指数弁となる．そのほかに新たな所見なし．

石金　な，なにぃー⁉ ショックバイタルだと⁉

忽那　まずはバイタルの安定化を！ ルート確保と大量輸液だ！ ショックの原因は何だ⁉

佐田　焦ルナ，塾生達ヨ！ 患者ハ奇妙ナショックヲ呈シテオル．

綿貫　確かに．血圧が低下しているにもかかわらず，脈拍は比較的遅いですね．徐脈を伴うショックです．

志水　徐脈とショックは「A RighT LyteS BRADY」だ[6]．これは Arrhythmia（不整脈），Right MI（右室梗塞），Temperature/Thyroid（低体温，甲状腺機能低下），Lytes（電解質：特に K，Mg 上昇），Sepsis（敗血症），Bs（低血糖），Reflex（迷走神経反射），Adrenal insufficiency（副腎不全），Drug，hYpoxia（低酸素血症）の頭文字をとった mnemonics だ．徐脈とショックは鑑別がそれほど多くないから覚えておけい．

石金　なるほどな！ この症例では敗血症と副腎不全，薬剤性はまだ否定できてないぜ．髄液細胞数陽性だから経過は合わないが，細菌性髄膜炎として抗菌薬を投与したほうがいいだろ．

忽那　高齢者なので肺炎球菌，インフルエンザ桿菌，髄膜炎菌に加え

て，リステリア菌をカバーするためにバンコマイシン，セフトリアキソン，アンピシリンを投与しよう！

**綿貫** 下垂体腫瘍が大きくなっているから副腎皮質刺激ホルモン（ACTH）分泌不全による二次性副腎不全の可能性も十分ありますね．ホルモンの採血検査では相対的副腎不全はまったく否定できませんから，副腎皮質ホルモンの補充も行いましょう．**Point**

**石金** 下垂体腺腫がさらに大きくなっているとなると，やはりそこに急激な変化が起こっているんじゃないか？ 視野も明らかに悪くなっているから，腫瘍が増大して視交叉を圧迫しているのかもしれない．

**忽那** だとすれば，悪性腫瘍や下垂体炎よりも血腫か，膿瘍か…．バイタルが落ち着いたら下垂体の質的診断をつけにいこう．造影MRI，もし必要なら生検も考慮されるから，脳外科に相談しよう！

---

大量輸液と抗菌薬により収縮期血圧が100 mmHg台となったため，頭部造影MRIを施行したところ，T1 Low/T2 Highで内部が囊胞のような腫瘤を認め，周囲に造影効果を伴っていたが明らかな出血を認めなかった（図2）．

ショックは大量輸液・抗菌薬・ステロイド治療にもかかわらず，なかなか改善しなかったため，脳外科と相談のうえ，緊急経鼻的下垂体腺腫摘出術を施行した．図3のように下垂体から黄色膿汁を検出し，培養にて嫌気性菌を含む多数の細菌を検出したことから，下垂体膿瘍と診断した．血液培養は2セット陰性，髄液培養も陰性だった．

術後は速やかにバイタルが改善し，意識障害・視力低下も速やかに改善したが，不完全な両耳側半盲は残存した．約6週間の抗菌薬投与にて軽快退院となった．

---

**Point**

rapid ACTHテスト（ACTHを250 μgまたは1 μg投与し，30分・60分後にコルチゾール上昇度をみる検査）は副腎不全の診断の一助となりうるが，ACTH分泌不全による二次性副腎不全への感度は低いため，本症例で相対的副腎不全を否定することは難しい[7]．

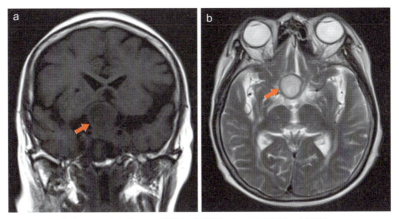

図2 頭部造影 MRI 所見（a：T1 強調・前頭断，b：T2 強調・水平断）

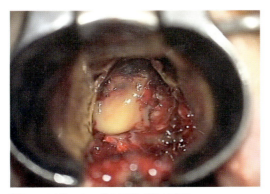

図3 下垂体からの黄色膿汁（術中写真）

**最終診断** 　　　　　下垂体膿瘍

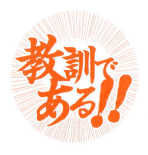

- 頭痛と発熱，視力低下を伴う疾患は解剖学的に問題点を整理せよ！
- 徐脈とショックをきたす鑑別はcritical diseaseばかり．速やかに鑑別し，ショック改善のために体を動かせ！
- 下垂体膿瘍は，亜急性の経過で増悪しうる．

## 解説　佐田塾長

　下垂体膿瘍は，下垂体病変の0.27〜0.6％を占める稀な疾患である（表2）[8]．1914年にSimmondsらにより初めて報告されて以降，2014年8月現在まで合計150件弱の報告がある．患者背景や出現する特徴的な症状としては，2つのケースシリーズ[9,10]にまとまっているが，特徴的な背景はそれほどなく，これといった特徴的症候も乏しい．特に視力低下は1/4の症例にしか出現せず，発熱も3割程度の患者にしか現れないた

表2　下垂体病変の鑑別

| 良性下垂体腫瘍 | 下垂体腺腫，頭蓋咽頭腫，髄膜腫 |
|---|---|
| 悪性下垂体腫瘍 | 胚細胞腫瘍，肉腫，脊索腫，下垂体癌，転移（肺癌，乳癌） |
| 嚢胞 | Rathke嚢胞，くも膜嚢胞，皮様嚢腫 |
| 炎症 | 下垂体膿瘍，リンパ球性下垂体炎 |
| 血管病変 | 内頸動脈海綿動静脈瘻，下垂体出血 |
| そのほか | 下垂体過形成 |

（文献8より）

め，診断が難しい．

　画像としては MRI が最も診断に寄与するとされ，ほとんどが囊胞性成分を呈している．しかし T1 Low/T2 High かつ周囲に造影効果を伴う典型的画像を呈するのは 63.6％ の症例しかない．そのため，どうしても生検診断になるが，術前に下垂体膿瘍と診断していた症例は 30 例中 15 例（50％）しか存在しないという，診断の難しい疾患群である．

　一方で，正確に診断・治療された症例に関しての予後は良好である．ホルモン補充は継続が必要な症例が多いものの，視力障害などは回復することが多いため，疑われる場合は積極的な手術治療が推奨される．

### 引用文献

1) Singh AG, et al：Visual manifestations in giant cell arteritis：trend over 5 decades in a population-based cohort. J Rheumatol **42**：309-315, 2015
2) 志水太郎：診断戦略―診断力向上のためのアートとサイエンス，p 203，医学書院，2014
3) http://www.dischord.com/band/fugazi
4) Roett MA, et al：Diagnosis and management of genital ulcers. Am Fam Physician **85**：254-262, 2012
5) Smetana GW, et al：Does this patient have temporal arteritis? JAMA **287**：92-101, 2002
6) 前掲書 2），p 187
7) Ospina NS, et al：ACTH Stimulation Tests for the Diagnosis of Adrenal Insufficiency：Systematic Review and Meta-Analysis. J Clin Endocrinol Metab **101**：427-434, 2016
8) Peter JS, et al：Causes, presentation, and evaluation of sellar masses. UpToDate®, 2014
9) Vates GE, et al：Diagnosis and management of pituitary abscess：a review of twenty-four cases. J Neurosurg **95**：233-241, 2001
10) Liu F, et al：Diagnosis and management of pituitary abscess：experiences from 33 cases. Clin Endocrinol (Oxf) **74**：79-88, 2011

# 第10話 病歴，病歴，病歴である!! の巻

精巣腫瘍の既往はあるが，寛解状態にある46歳の男性．3日前に左腰痛と左下肢のしびれを自覚し，近医整形外科を受診しジクロフェナクを処方された．2日前には右肩痛，右上肢痛も出現し，38℃台の発熱あり．その後，腰痛，関節痛，筋肉痛，しびれが全身に広がっており，発熱も持続するため，当院へ救急搬送された．

**二号生　有馬 丈洋**
診断塾の留学生．経験とエビデンスを組み合わせたEEBMを得意とする．

**有馬**　急性熱性疾患だから，まず考慮すべきは感染症でしょう．しかし発熱+αの所見，すなわち局所所見に乏しく，感染臓器が絞りにくい状況です．

**石金**　関節痛ってことは，化膿性関節炎は大丈夫かよ？　腰痛だし，化膿性椎体炎も考えられるぜ．

**忽那**　感染症と断定はできんが，これだけは言える．CRPはきっと高いだろう．全身症状が前面に出ているし，関節炎や椎体炎もあるとくれば，敗血症は外せない．血液培養はもちろんだが，まずは診察して感染臓器を絞るか．

**志水**　感染性心内膜炎を挙げておけい．感染性心内膜炎では筋骨格症状も多い[1]．

**綿貫**　診察の際にはIE stigmata（末梢における塞栓・出血所見）や心音の変化にも注意しなければなりませんね．**Point**

> 患者は「痛い痛い！」と叫び続けており，意識レベルの低下を認めた．バイタルサインは体温 38.2℃，呼吸数 30 回/分，脈拍 81 回/分，血圧 151/81 mmHg，$SpO_2$ 97%（室内気）．また，診察しようと触るたびに痛い痛いと，のたうちまわっていた．身体所見では，心雑音は聴取せず，末梢の塞栓所見も認めなかった．下部腰椎に叩打痛，両手足の腫脹を認めた．また，両側の手関節および足関節の腫脹を認めたため，関節穿刺を行ったが関節液は引けなかった．

**石金** 脊柱叩打痛もあるし，やっぱり化膿性椎体炎だ！ 早く MRI 撮ろうぜ．

**有馬** MRI もそうですが，まずは fever work up として，血液培養，痰と尿のグラム染色，および培養検査はまず行っておきましょう．

**忽那** そうだな．で，CRP はどうなんだ？（そわそわ）

**綿貫** まぁ CRP は置いといて…．感染症であれば，敗血症の原因となるような疾患を考慮しなければならないでしょうね．今までに挙がった化膿性関節炎，化膿性椎体炎，感染性心内膜炎に加え，意識レベルの低下があるならば髄膜炎も考慮すべきと思いますが？

**忽那** むう，確かにそうだな．あとは感染症以外だな．皮疹はないが，急性熱性疾患で関節痛やしびれがあれば，成人 Still 病や血管炎といった自己免疫疾患もありうるな．

**有馬** 精巣腫瘍の既往がありますが，再発に伴う骨転移はどうでしょうか？

**綿貫** 精巣腫瘍は 5 年以上経ってからの再発も 4% で認められますね．ですが 4 年間の寛解を経て急性発症の多発転移は考えにくいかもしれません[2]．可能性は低いですが，強いて加えるなら，血管内リンパ腫などの血液腫瘍のほうが考えられるかもしれません．

### Point

具体的には，口腔内や四肢末端，下眼瞼の小出血斑などを探すとともに，新たに出現した心雑音がないか聴取する．

> 血液培養2セットを提出.痰は採取できず,尿グラム染色では白血球や細菌は認めなかった.血液検査では,Hb 14.7 g/dL,WBC 11,900/μL,Plt 13.6×10⁴/μL,BUN 19.0 mg/dL,Cr 0.67 mg/dL,T-Bil 0.8 mg/dL,AST 53 IU/L,ALT 66 IU/L,LDH 228 IU/L,ALP 334 IU/L,Na 141 mEq/L,K 4.2 mEq/L,Cl 106 mEq/L,CRP 25.7 mg/dL,フェリチン 799 ng/mL.胸部単純X線では異常影を認めず,手のX線では軟部組織の腫脹はあるが,関節に異常所見なく,胸腹部造影CT,椎体MRIでも異常所見を認めなかった.

**忽那** うむ,やはりCRPが高いな!これはやはり敗血症か.だが,敗血症の原因となるような臓器所見に乏しいな.やはり髄膜炎を考えて,腰椎穿刺を行うべきだろう.

**石金** おい,待てよ.急性期のMRIで所見がないからといって,化膿性椎体炎は否定できないぜ.後から変化が出てくることだってあるだろ.あと,X線の異常所見がないからといって化膿性関節炎も否定できないぜ.

**忽那** 否定できない否定できないって….お前は「否定できないマン」だな,石金.そんなことだから彼女ができないんじゃないか.

**石金** その可能性も否定できないな….

**有馬** では,鑑別診断としては,感染症≫自己免疫疾患>悪性腫瘍の順になりますね.

## 鑑別診断

1. 敗血症:化膿性椎体炎,化膿性関節炎,髄膜炎,感染性心内膜炎
2. 成人Still病
3. 血管炎症候群
4. 血管内リンパ腫

**有馬** 敗血症疑いなので,抗菌薬治療を開始したほうがよさそうですね.でも,感染臓器がわからないし,選択に困りますね.

石金　そうだな．いきなりメ○ペンとか言ったら塾長にブッ殺されちまうなぁ…．

佐田　診断塾教訓ソノ十八！　捨手符（すてっぷ）・美四度（びよんど）・大亜愚野死数（だいあぐのーしす）!!

石金　うおっ，塾長いきなり！…ステップ・ビヨンド…ん，なんだそれ？

綿貫　石金，貴様！　そこに直れい!!　塾長の教えを心得とらんのか！

石金　ぬおっ…す，すみません!!（怖え…綿貫教官って実はこんなキャラだったのかよ…）

忽那　青いな，石金…．塾の教訓は知っとけよ．この場合はつまり，感染症診療においては感染臓器だけじゃなくて起因菌も考えろということだ．病原微生物への曝露がないか，詳細な病歴聴取が必要になってくるな．

有馬　そして本郷師範のおっしゃる「菌ありき，固有名詞と感受性」というやつですね．Point

忽那　本郷師範って，ま，まさか…．あの「東の情熱」と言われる感染症の賢人か!?

**師範　本郷 偉元**
診断と治療，そして弟子の指導に情熱と愛情を注ぐ診断塾師範．スメアの使い手．

有馬　私の恩師です．

石金　わかった．もう一度病歴を取り直してみるぜ！

> シックコンタクトなし．海外渡航歴なし．ウォーターソイルコンタクト（水や土壌への曝露歴）なし．ペット飼育なし．焼き肉店を経営しており，自ら調理も行っている．

**Point**
感染症診療では感染臓器だけでなく起因菌を想定した治療を心がけねばならない．必ず培養検査を行って起因菌を同定し，感受性結果に基づいた最適な抗菌薬を選択するのだ．

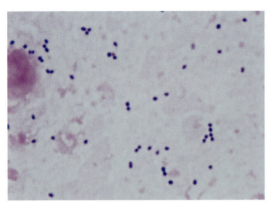
図1 検出されたグラム陽性球菌

石金　なにぃっ，焼き肉店だと！ あの菌の可能性があるな!?
忽那　調理もしているとなると…どうやらそのようだな．検査室へ確認しに行こうぜ．

> ペニシリンGを400万単位・4時間ごとで治療開始．翌日，血液培養2セット中2セットから，グラム陽性球菌が検出され（図1），*Streptococcus suis*（豚溶連菌）と同定された．その後の髄液検査では，好中球優位の細胞数増加を認めた．なお，オージオグラムでは難聴は認めなかった．フォローのMRIではL5/S1の化膿性椎体炎の所見を認めた（図2）．その後8週間の抗菌薬投与を継続し，改善を得た．

有馬　日本でも豚溶連菌の感染なんてあるのですね．熱帯感染症とばかり思っていました．
忽那　国内での感染例の報告が相次いでいるぞ．畜産関係や食品関係の感染症についても熟知しておく必要があるな．**Point**
綿貫　豚溶連菌の臨床像についても知っておく必要があります．難聴や髄膜炎症状などは特徴的です（表1）[3]．また，ほかの熱帯感染症についても，国内発症例が報告されているものもあるので，それらについても

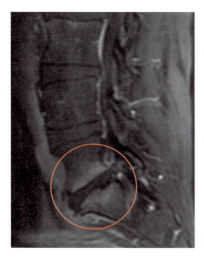

図2 L5/S1 の MRI 所見

表1 豚溶連菌感染症の臨床像

| 疾患 | | 症状 | |
|---|---|---|---|
| 髄膜炎 | 68.0% | 髄膜刺激徴候（主に項部硬直） | 67.1% |
| 敗血症 | 25.0% | 皮疹 | 15.4% |
| 関節炎 | 12.9% | ショック | 11.9% |
| 心内膜炎 | 12.4% | 呼吸不全 | 16.7% |
| 眼内炎 | 4.6% | 急性腎不全 | 7.1% |
| 椎体椎間板炎 | 3.7% | DIC（播種性血管内凝固症候群） | 10.3% |
| TSS | 25.7% | 再発 | 4.4% |
| | | 難聴 | 39.1% |

TSS：toxic shock syndrome
（文献3より改変）

知っておくべきでしょう．

有馬　では，せっかくですので，焼き肉屋で議論の続きを行いましょう！

**Point**

代表的なものとしては，生の鶏肉や卵の摂取によるカンピロバクター症やサルモネラ症，加熱不十分な牛乳や乳製品の摂取によるリステリア症が挙げられる．さらに生の豚肉の摂取では，今回の豚溶連菌のほか，有鉤条虫（嚢虫症），E型肝炎などもある．

## 最終診断

### *Streptococcus suis*（豚溶連菌）による敗血症，化膿性椎体炎，髄膜炎

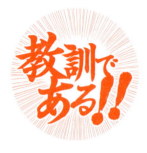

- 敗血症の診断には続きがある．原因の感染臓器はどこか？ 起因菌は何なのか？ 掘り下げるためには，検査よりも身体所見，身体所見よりも病歴が重要になることがある．

- 豚溶連菌感染症は，日本でも畜産業や飲食業などの職種において感染例が相次いで報告されている．髄膜炎や難聴が特徴的である．これらの組み合わせで可能性を考慮する．

---

**解説** 有馬二号生

豚溶連菌感染症は，1951年にオランダからブタでの感染例が報告され，1968年にはデンマークから人への感染例が報告された．さらに2005年には，中国の四川省で大量の死亡者を出した奇病としてニュースになり，広く認知されるようになった．この事件では，近隣でブタが大量に死亡し，庭先で防護具なしに解体したことにより，215人が発症，39人が死亡した．
*Streptococcus suis* は，ヒツジ血液寒天培地で α 溶血を示す灰

白色のコロニーを形成する，グラム陽性の連鎖球菌である．キットによっては，*S. sanguinis* と誤同定されることがあるため，疑われる場合には 16S rRNA の塩基配列同定などによる確定診断が必要となる．莢膜を形成する多糖体の抗原性により 33 種類の血清型に分類されるが，病原性が高いのは 2 型である．ブタの生息密度との関連性が示唆されており，東南アジアでの感染例が多い[4]．日本からの報告では，養豚業や食肉加工業のほか，飲食業の従事者に多い．

　発熱，頭痛，嘔気・嘔吐といった髄膜炎症状のほか，難聴は特徴的な所見である．髄膜炎や敗血症で発症するため，血液培養や髄液培養で検出することが可能である[3]．標準的な治療は確立されていないが，ペニシリン G やセフトリアキソン，バンコマイシンなどが使用され，髄膜炎にはペニシリン G（400万単位・4 時間ごと）を 10 日間以上投与することが推奨されている．

### 引用文献

1) 志水太郎：診断戦略―診断力向上のためのアートとサイエンス，医学書院，2014
2) Chung P, et al：Surveillance in stage I testicular seminoma-risk of late relapse. Can J Urol **9**：1637-1640, 2002
3) Huong VT, et al：Epidemiology, clinical manifestations, and outcomes of Streptococcus suis infection in humans. Emerg Infect Dis **20**：1105-1114, 2014
4) Wertheim HF, et al：Streptococcus suis；An emerging human pathogen. Clin Infect Dis **48**：617-625, 2009

# 第11話 木を見て森も見よ！の巻

> 特に基礎疾患のない30代男性が，発熱を主訴に病院を受診した．受診の5日前に1日10回以上の下痢があり，体熱感を自覚していた．その後も下痢が続くため受診前日に近医を受診し，抗菌薬（セフカペン）を処方された．下痢は治まったが発熱が続くため，デング熱が心配になり当院を受診した．

**忽那** デ，デデ，デング熱だとォ !?

**石金** 落ち着けよ．まぁ，「デング熱が心配で受診」ってのは2014年夏の都内ではよくある診療風景だったよな[1]．結局，デング熱じゃなくて腎盂腎炎だったり溶連菌性咽頭炎だったりってのが多かったけどよ．

**綿貫** 「デング熱が心配」というからには曝露歴が重要ですね．2014年のデング熱の国内流行は代々木公園から始まりました．ほとんどの患者が代々木公園への訪問歴があったはずです．

**忽那** そう，代々木公園歴が重要だよな．

**志水** 代々木公園歴だと…何だそれは？

> 既往歴は幼少時に直腸脱があったのみであり，アレルギーはない．タバコは18歳のときから1日20本以上吸っている．アルコールは機会飲酒である．この1年以上海外には行っていない．職業はシステムエンジニアであり，居住地は神奈川県にあるものの，新宿区の職場で寝泊まりすることが多いという．野山探索歴，ネズミとの接触歴，淡水曝露歴などはない．代々木公園で毎朝ウォーキングをしている．

忽那　代々木公園来たァァァァァ！ 代々木サイン陽性！

志水　貴様，落ち着けい．

綿貫　代々木公園でウォーキングしている人なんて山ほどいますからね．それだけでデング熱と決めつけるのは無理がありますよ．

石金　そうだぜ，忽那一号生．診断の早期閉鎖にもほどがあるぜ．

志水　ふむ…．<u>下痢の後に発熱だけ残るか．いわゆる急性腸炎の経過とは異なるな</u>．**Point**

忽那　ま，デング熱で下痢をすることもあるしな！

> 意識レベルは清明．バイタルサインは体温39.1℃，呼吸数14回/分，脈拍72回/分，血圧134/71 mmHg，$SpO_2$ 96%．腹部は平坦・軟で，蠕動音はやや低下している．肝脾も触知しない．そのほか，身体所見では異常を認めなかった．

石金　あまりパッとしない身体所見だな…．発疹もないのか．

綿貫　体温が39.1℃もあるのに脈拍は72回ですから，比較的徐脈がありますね．

忽那　デング熱でも比較的徐脈になるしな！ 発症してしばらくは発疹が出ないこともあるし．

志水　それらしい症状としては，すでに治まった下痢だけか．フォーカスが決まらん．とりあえずは不明熱と捉えればよいな．

綿貫　では，感染性心内膜炎，急性前立腺炎，肝膿瘍などを考慮すべきでしょうね．

石金　なるほど…じゃあ血液培養は取っておくべきだな．（プルルル）…おっと，電話だ．もしもし？

佐田　塾長ダ．

石金　ん…？ 塾長，今日は確かネパールに出張ですよね？ 海外から電

急性腸炎でも発熱を伴うことがあるが，通常は急性期にみられることが多く，下痢だけが残ることのほうが多い．

表1 アジア渡航者の発熱 "Asian MDR-TBs（多剤耐性結核）"

| | |
|---|---|
| A | hepatitis A, Alphavirus (Chikungunya), amebiasis<br>A型肝炎，アルファウイルス（チクングニア），アメーバ症 |
| M | Malaria, melioidosis<br>マラリア，類鼻疽症 |
| D | dengue, traveller's diarrhea<br>デング，旅行者下痢症 |
| R | rickettsia, rabies<br>リケッチア，狂犬病 |
| T | typhoid<br>腸チフス |
| B | tuberculosis, hepatitis B<br>結核，B型肝炎 |
| s | spirochetes (leptospirosis, syphilis, relapsing fever, Lyme), schistosomiasis, sexually transmitted disease (HIV, HBV, syphilis, etc)<br>スピロヘータ（レプトスピラ症，梅毒，回帰熱，ライム病），住血吸虫，性感染症（HIV, HBV, 梅毒など） |

（文献2より）

話してるんですか？

**佐田** フォーカスノ無イ発熱ヲ見タラ，輸入感染症ヲ想起セヨ！

**石金** えっ…？（ブツッ）…電話切れちまった．塾長，何言ってんだ．海外渡航歴はないっつってんだろ．ついにボケたか．

**綿貫** いや，塾長はきっとネパールから何かを感じて国際電話をかけてくださったのでしょう．確かにマラリア，デング熱，腸チフス，レプトスピラ症，リケッチア症などの輸入感染症の多くはフォーカスのはっきりしない発熱疾患ですよね．それがこの症例にどう関係しているのかはわかりませんが．

**石金** いや，オレは塾長にそこまで深い考えはないと思うぞ．

**志水** 待てい…奥義，弍喪爾琥巣（にーもにくす）！「Asian MDR-TBs」である（表1）[2]！輸入感染症もあるだろう．

**忽那** 確かに腸チフス/パラチフスは国内発症例もときどきみるな．一応鑑別に入れておくか．レプトスピラ症やリケッチア症は淡水曝露やネズミとの接触歴，ダニ曝露歴がはっきりしないから，この時点では積極的には疑わないがな．

**血液検査** RBC 458×10⁴/μL, Hb 14.3 g/dL, Ht 41.4%, WBC 7,530/μL, Plt 15.1×10⁴/μL, Glu 124 mg/dL, TP 6.2 g/dL, Alb 3.1 g/dL, BUN 10.4 mg/dL, Cr 0.66 mg/dL, T-Bil 0.1 mg/dL, AST 28 IU/L, ALT 23 IU/L, LDH 272 IU/L, ALP 247 IU/L, γ-GT 60 IU/L, CK 60 IU/L, Na 135 mEq/L, K 3.7 mEq/L, Cl 124 mEq/L, CRP 15.6 mg/dL.
**尿検査** 白血球（−）, 細菌（−）.

**忽那** デング熱かと思っていたが…これはデング熱ではないな！

**石金** なんだよ，あれだけデング熱を疑ってたのに．

**忽那** デング熱にしてはCRPが高すぎる！ デング熱ではCRPがほとんど上昇しないことはKutsunaら[3]をはじめ多くの報告によってすでに常識だろ！

**綿貫** CRPだけでデング熱を完全に除外することはできないとは思いますが，血小板低下や白血球減少もありませんので，確かにデング熱の可能性は下がりましたね．

**石金** それ以外は特徴に欠ける検査所見だぜ…．膿尿はないから腎盂腎炎や急性前立腺炎は否定的か？

**志水** 石金よ．抗菌薬曝露や閉塞機転がある場合は膿尿がないこともあるのだ．**Point** この患者では抗菌薬曝露はないが，尿路結石などの閉塞機転がないかの確認は必要だろう．

**綿貫** そのとおりだと思います．それでは，このあたりで鑑別を挙げてみましょうか？

---

**Point**

抗菌薬によるpartial treatmentの状態では，すでに膿尿所見が改善していることがあり，また尿路が完全に閉塞している場合には閉塞側から尿が流れてこないため，膿尿の所見が出ないことがある．

> **鑑別診断**
> ・感染性心内膜炎
> ・細菌性肝膿瘍
> ・赤痢アメーバ症（アメーバ肝膿瘍，大腸炎）
> ・腸チフス/パラチフス
> ・感染性腸炎（カンピロバクター，サルモネラ）
> ・複雑性腎盂腎炎

**綿貫** 感染性心内膜炎や腸チフスを疑っている以上，血液培養2セット以上の採取は必須ですね．

**石金** 細菌性腸炎とアメーバ大腸炎の検査のために便を提出したいんだが，下痢は治まっていて，今はむしろ便秘気味なんだよな…早く便よ出てくれえ！（心の叫び）

**志水** 肝膿瘍ならば腹部超音波がよいだろう．

> 腹部超音波検査では腸間膜リンパ節が複数腫脹している以外には異常所見はなく，水腎症の所見もなかった．

**忽那** 腸間膜リンパ節腫脹か…ホントに腸チフスみたいだな．

**石金** 腎盂腎炎はやっぱりなさそうだな．患者の状態も悪くないし，血液培養の結果を待ちながら外来で様子をみるか．

> 患者は経過観察のため，いったん帰宅となった．その翌日，細菌検査室から血液培養が陽性になったと報告が…．

**志水** やはり陽性か．

**綿貫** 細菌検査室へグラム染色を見に行きましょう．

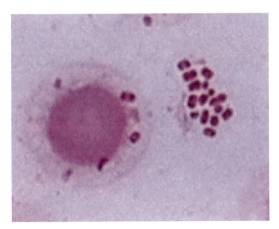

図1 症例のグラム染色所見

（細菌検査室にて）

石金　太いグラム陰性桿菌だな（図1）．
忽那　しかも菌体の両端が強く染まっていて安全ピンのように見えるな．よし，これを「安全ピンサイン」と呼ぼう！
石金　勝手にサインをつくるんじゃねえ！ お前はホントにサインが好きだな．でも，確かに腸内細菌科は両端が強く染まるから，ブドウ糖非発酵菌との鑑別に使えるよな．Point
綿貫　ということは…やはり腸チフスまたはパラチフスですね．
志水　患者を呼び戻せい．抗菌薬である！

> 外来を再受診してもらい，セフトリアキソン2gの点滴を開始した．翌日には血液培養から検出された菌は *Salmonella typhi* と同定された．外来で1日1回の抗菌薬治療を14日間行い，患者は治癒した．

**Point**

同じグラム陰性桿菌でも，一般的に腸内細菌科は両端が強く染まるのに対し，ブドウ糖非発酵菌は染色性が弱い傾向がある．また，形態的に前者は太く，後者は細長いことが多い．

## 最終診断

# 腸チフス（国内発症例）

**石金** 国内発症の腸チフスか…．いやー，珍しい症例を経験したぜ．

**忽那** フッ，甘いな石金．オレは何例も経験してるぜ．この1カ月で3例は診たな．

**石金** 1カ月で国内発症の腸チフスが3例だとぉ？ それ異常じゃねえか？

**忽那** そんなに褒めるんじゃねえよ…．ま，やっぱりオレは何か持ってるんだろうな（悦）．（プルルル）…おっと，また塾長からだ．もしもし？

**佐田** 馬鹿モン!!「木ヲ見テ森ヲ見ズ」ヂャ！

**忽那** はぁ？（ブツッ）…また切れた．木とか森とか…さては塾長，エコにハマりだしたんじゃねえのか．

**志水** 否．塾長は「稀な事例が複数起きた際には，その根源に理由がないか考えよ」と言っているのだ．これは腸チフスのアウトブレイクではないのか．食事内容はどうだ．

**忽那** えっ？ 一応聞いてるんだけど，腸チフスって潜伏期が2週間くらいだから聴取が難しいんだよな．

**綿貫** その3人に共通した食事摂取歴があったりしませんよね…？

**忽那** ちょ，ちょちょ，ちょっと聞いてみるわ…．

---

3人に詳しく食事摂取歴を確認したところ，ある飲食店Aで食事をしていたことがわかった．保健所に連絡して調査が行われたところ，飲食店Aの店員の便からも腸チフス菌が分離された．腸チフス菌が分離された店員は最近南アジアの出身国に一時帰国していたという．今回の腸チフスのアウトブレイクは，この店員が一時帰国時に腸チフス菌で汚染された食物を摂取して保菌者となり，日本に帰国後，料理する際に感染源となったものと考えられた．

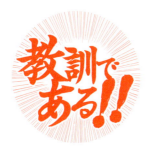

- 渡航歴がなくても腸チフスには罹患しうる！
- フォーカスのない発熱をみたら輸入感染症（マラリア，デング熱，腸チフス，レプトスピラ症，リケッチア症など）を想起すべし！
- 稀な事例が複数起きた際には，その原因を徹底的に究明すべし！

## 解説　忽那一号生

　腸チフス/パラチフスといえば輸入感染症というイメージが強いが，実は報告されている年間約60例の腸チフス症例のうち，2～3割は国内発症例が占める．多くは疫学的な関連がなく，感染源は不明であるが，稀に本症例のようにアウトブレイクが起こることがあるため，食事摂取歴の詳細な問診が必要である．

　このような腸チフス/パラチフスのアウトブレイクの事例は，国内では1998年に千葉県の飲食店で報告されており，26人の有症者が発生している[4]．海外でもこのようなアウトブレイクは多数報告されているが，最も有名な事例は「腸チフスのメアリー」であろう[5]．メアリー・マローン（Mary Mallon）は世界で初めて臨床報告されたチフス菌の健康保菌者であり，1900年代初頭にニューヨーク市周辺で散発した腸チフスの感染源となった．住み込みの料理人として働いた家のほとんどで，メアリーがやってきた直後に腸チフスを発症することが疫学的に見いだされ，ニューヨーク市衛生局で細菌学的な検査が行われた結果，彼女の便からチフス菌が検出されたため，病院

に隔離・収容された．彼女は訴訟を起こし，一時的に解放された際に消息を絶ち，さらに 25 人の感染者と 2 人の死者を出して発見された．その後，彼女は亡くなるまでの 23 年間隔離され続けたが，病理解剖では胆嚢からチフス菌が検出され，保菌者であることが証明されたのであった．

### 引用文献

1) Kutsuna S, et al：Autochthonous dengue fever, Tokyo, Japan, 2014. Emerg Infect Dis **21**：517-520, 2015
2) 志水太郎：診断戦略—診断力向上のためのアートとサイエンス，p 193, 医学書院，2014
3) Kutsuna S, et al：The usefulness of serum C-reactive protein and total bilirubin levels for distinguishing between dengue fever and malaria in returned travelers. Am J Trop Med Hyg **90**：444-448, 2014
4) 依田清江，小岩井健司：千葉県内で発生したパラチフスの集団事例について．IASR **20**, 1999
 http://idsc.nih.go.jp/iasr/20/233/dj233a.html
5) 荒木飛呂彦，鬼窪浩久：変人偏屈列伝，集英社，2004

# 第12話 患者の主訴を変換せよ！の巻

> 31歳女性が携帯電話の画面のぼやけを自覚したので総合外来を受診した．来院7日前より携帯画面がぼやけて見えるようになり，来院3日前には携帯画面の左上半分が特に見えにくくなったので，総合外来を独歩で受診した．

**石金** 眼の症状でも総合外来に来るんだな．総合診療のカバーする範囲は広いぜ．しかし，携帯画面がぼやけてるとは，オレと一緒じゃないか．

**忽那** 貴様の携帯画面がぼやけているのは，何度も落として画面が割れているからだろう．早く修理しろよ．

**石金** そうか．じゃあ，この患者さんも病院じゃなくて携帯ショップに行ってはどうだろうか．

**一同** ………．

**志水** この場合，「ぼやける」というのは患者の主観であるので，鑑別を進めていくために眼の具体的な症状について詳しく問診を行い，患者の主観を医学的な用語に変換する必要があるな．

> 眼症状について詳しく問診したところ，右眼の左上部分に濃いモヤがかかっており，今回初めての症状とのことであった．また，眼の痛みやかゆみは認めない．左眼は問題ない．

**石金** モヤっとしてんのか．ますます俺と一緒じゃないか．

**忽那** お前がモヤっとしてるのは頭だろ．

**綿貫** 「濃いモヤがかかる」というのは重要なキーワードで，医学的に

は「霧視」を指します．

**石金** それは，お前らが頻繁に俺に行っている仕打ちのことか．

**一同** ………．

**佐田** ブドウ…．

**石金** 無視されているかと思ったら，突然なんだよ，塾長．ブドウ食べたいんですね．旬の季節は終わったけど，まぁいいか．買ってくるぜ．

**忽那** すまんがオレは種なしブドウで頼む．種があると食べられないんだ．

**綿貫** 違います．塾長は，霧視はぶどう膜炎を示唆すると言っているのです． Point

**石金** じゃあ，眼科へコンサルトして終わりだな！

**志水** 早まるな．ぶどう膜炎は眼科疾患の場合もあるが，全身性の免疫異常を起こす疾患が原因のこともある．

**綿貫** ぶどう膜炎の鑑別としては，以下のようなものが考えられます．続けて，病歴をみていきましょう．

---

**鑑別診断**

**感染症**
結核，梅毒，真菌，*Toxoplasma gondii*，サイトメガロウイルス，ヘルペスウイルスなど

**非感染症**
サルコイドーシス，関節リウマチ，全身性エリテマトーデス，Sjögren症候群，炎症性腸疾患，Behçet病，川崎病，Vogt-小柳-原田病，悪性リンパ腫など

---

**Point**

霧視はぶどう膜炎以外にも，緑内障，網膜剥離，コンタクトなどによる眼球の傷が原因で起こる．

既往歴は特にないが，受診3カ月前に地元の鹿児島県で健康女児を出産．現在は東京の10/14階の鉄筋コンクリート造マンション（築6年）に会社員の夫と3人暮らし．分娩は問題なし．受診直前まで授乳している．体重変化は妊娠前＋3 kg．アレルギーはない．常用薬はない．喫煙歴・飲酒歴・海外渡航歴・歯科治療歴なし．シックコンタクトもない．性交渉歴は妊娠・出産後はなし．特記すべき家族歴はない．受診時のシステムレビューでは眼症状以外には，呼吸器症状，消化器症状，膀胱刺激症状などに特記すべき異常所見は認めない．

**石金** ふむ，鹿児島か．砂風呂に入りたいな．出産したばかりの授乳婦ってことか．なんか家族3人で幸せそうだなぁ．

**忽那** 貴様とはまったく違うな．

意識清明．全身状態はやや良好．身長161 cm，体重50.2 kg．バイタルサインは体温37.4℃，呼吸数18回/分，脈拍88回/分・整，血圧126/74 mmHg，SpO₂ 98%（室内気）．身体所見では右頸部に1 cm大，3 cm大，右鼠径に5 mm大の可動性良好な無痛性のリンパ節を触知する．そのほか特記すべき異常所見は認めない．

**石金** 本人の自覚症状はないが，検温すると微熱があるんだな．

血液検査所見では，Hb 11.9 g/dL，WBC 6,100/μL，Plt 28.4×10⁴/μL，Glu 101 mg/dL，HbA1c 5.2%，BUN 15.4 mg/dL，Cr 0.54 mg/dL，T-Bil 0.4 mg/dL，AST 17 IU/L，ALT 13 IU/L，LDH 201 IU/L，ALP 254 IU/L，γ-GT 13 IU/L，CK 110 IU/L，Na 140 mEq/L，K 4.5 mEq/L，Cl 107 mEq/L，CRP 0.04 mg/dL，PT-INR 0.93，APTT 35.2秒，HBs抗原（−），HCV抗体（−），HIVスクリーニング検査（−）．尿検査では，蛋白（−），糖（−），潜血（−），白血球（−）．胸部単純X線写真，心電図では異常所見なし．頭部単純CT検査でも異常なし．

忽那　おおっ，CRPが0.04か！　渋い！　渋いぞ！

石金　あいかわらずCRPフェチだな．授乳婦に発症した右眼の異常所見（ぶどう膜炎疑い），発熱，リンパ節腫脹が問題点であることは整理できたが，診断はモヤっとだ．発熱はリンパ節腫脹に結びつけるとリンパ節炎と考えられるが，はたしてリンパ節炎と右眼のぶどう膜炎と考えられる異常所見は同じ原因なのか…．

忽那　貴様は第1話でやったことすら覚えていないのか[1]．

綿貫　オッカムの剃刀（Occam's razor）とヒッカムの格言（Hickham's dictum）です．

志水　オッカムの剃刀は，患者の症状が一元的に説明できるような原因・鑑別を考えること，ヒッカムの格言はそれぞれの症状に対して複数の原因を探すべきことを指し，『ハリソン内科学』の著者ティンズリー・ハリソン（Tinsley R. Harrison）によれば，50歳以下の患者ではオッカムの剃刀，50歳以上ではヒッカムの格言が適応しやすいとされる[2]．

石金　この場合は若年者だから，リンパ節炎とぶどう膜炎を一元的に説明できるような原因を考えたほうがいいってことだな．

佐田　メシ…．

石金　なんだよ塾長，やっぱ腹が減ってんじゃないか．ブドウ買ってくればよかったぜ．じゃあ，何かメシを買ってくるぞ．お前らも要るか？

佐田　ネコ…．

石金　ネコも拾ってきてほしいのか．確かにネコ派でネコカフェにもよく行くって言ってたからな．まったく，メシとかネコとか，ほんと人使い荒いぜ．それにあいかわらず言葉数が少なすぎるぜ．

忽那　ブドウ，メシ，ネコ…．そうか！「ブドウ味の猫まんまを作る飲食店を開店すれば儲かるんじゃないか」ってことだな！

石金　よっしゃ，ブドウと米とカツオ節買ってくるわ！

志水　開いた口が塞がらないとは，まさにこのことだな．

綿貫　塾長が言っているのは，食事歴とネコとの接触歴を確認しろということでしょう．

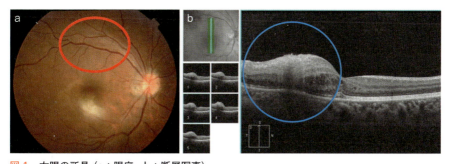

**図1　右眼の所見（a：眼底，b：断層写真）**
血管周囲に炎症が認められ（赤丸），網膜内層に障害がみられる（青丸）．

志水　この患者のリンパ節炎の特徴は無痛性だ．**Point**　無痛性リンパ節炎とぶどう膜炎を一元的に起こす疾患として，塾長はトキソプラズマ症を疑ってるんだ．

> 患者はネコはおろか動物は昔から嫌いで，動物接触歴はなかった．出産後，鹿児島県の実家で栄養をつけるために父親が砂肝（鶏肉）を食卓に出していた．やや半生であったが，せっかく父親が準備してくれたので断れなかった．提出したトキソプラズマ IgM 抗体は 6 倍（正常値＜0.8 倍），IgG 抗体は 24 倍（正常値＜6 倍）であり，トキソプラズマ症として矛盾しない結果であった．眼科医の診察による眼底所見・断層写真（図1a，b）も，トキソプラズマ症を疑う所見であった．

**Point**

リンパ節腫脹がみられた場合，感染症であることが圧倒的に多く，特に頸部では以下のような疾患が鑑別に挙がる．
- 感冒：両側かつ急性．圧痛あり．
- 溶連菌：前頸部で，左右差のあることが多い．圧痛あり．
- 伝染性単核球症：前・後頸部ともに圧痛あり．
- 結核：片側かつ亜急性．圧痛なし．
- トキソプラズマ症：圧痛なし．
- ネコひっかき病：圧痛あり．
- 齲歯：片側で圧痛あり．
- 悪性リンパ腫：圧痛はないことが多い．

一般的に有痛性リンパ節腫脹は炎症による痛みであることが多いが，腫瘍の急速な増大に伴うリンパ節被膜の伸展でも痛みが生じるので，痛みの有無でリンパ節腫脹の良性・悪性の鑑別を行ってはならない．

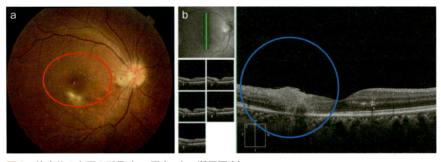

図2　治療後の右眼の所見（a：眼底，b：断層写真）
治癒後も眼底に色素沈着を伴う陳旧性瘢痕病巣は残存するが（赤丸），網膜内層の障害は改善した（青丸）．

石金　眼底所見・断層写真を解説してくれよ．
忽那　貴様はまだまだだな．
綿貫　発症早期なので，はっきりとはしていませんが，眼底所見で血管の周囲に炎症を認めており（赤丸）（図1a），断層写真では網膜内層の障害がみられます（青丸）（図1b）．以上より，*Toxoplasma gondii* によるぶどう膜炎・リンパ節炎と診断してよいでしょう．

> ネコ接触歴はなく，明らかな感染原因は不明であったが，病歴からは産後間もない（免疫が完全に正常ではない）時期に，やや半生な鶏肉を食べたことが *T. gondii* の感染経路として疑われた．診断後，ST合剤（4錠/日・分2）を開始し（この間の授乳は中止），合計4週間投与したところ，速やかに解熱し，リンパ節炎，ぶどう膜炎も改善した（図2a，b）．

## *Toxoplasma gondii* による ぶどう膜炎・リンパ節炎

最終診断

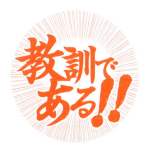

- 患者の主訴は，鑑別のために，時に医学的用語に変換する必要がある．
- 霧視はぶどう膜炎を示唆する症状である．
- ぶどう膜炎の原因は，①感染症（細菌性，ウイルス性，真菌性，原虫性など），②全身性の免疫異常（サルコイドーシス，Vogt-小柳-原田病，Behçet病など），③眼に限局したぶどう膜炎（急性網膜壊死，虹彩角膜内皮症候群など），④masquerade syndrome（白血病，リンパ腫など）に大別され，系統だった鑑別が重要である．

## 解説　石金二号生

　トキソプラズマ症（Toxoplasmosis）は，細胞内寄生虫である*Toxoplasma gondii*による感染症である．終宿主はネコ科動物で，中間宿主はほかの哺乳類や鳥類などである．*T. gondii*は1908年に齧歯類のアトラスグンディから発見され，1909年に命名，1969～1970年にかけて生活環が判明したとされる．トキソプラズマ属は7種類が報告されているが，*T. gondii*以外は爬虫類や両生類から報告されており，詳細は不明である．

　感染経路は，動物の糞便中のオーシストの摂取（潜伏期間は5～20日間），食肉中のシストの摂取（潜伏期間は10～23日）

や母子感染 (妊婦感染後 1〜3 日で胎盤移行する) であり，輸血からの感染の報告もある．ヒト-ヒト感染の報告はない．いくつかの seroprevalence study によると，日本の抗体陽性率は約 30% だが，米国は 11〜15%，フランスは 50〜75% と国により大きく異なり[3]，これは食事や生活における文化の違いを示唆していると考えられる (フランスでは生肉や加熱が不十分な肉を食べる傾向が高い)．

　感染の形態は先天性と後天性に大きく分けられる．妊婦に感染し先天性感染を起こした場合は，死産・流産，ぶどう膜炎，水頭症，脳内石灰化や精神・運動障害を起こし，患児の 12% が 4 年以内に死亡する報告もある．後天性感染の場合，免疫性正常者は多くが不顕性感染 (80〜90%) やリンパ節炎で，HIV などの免疫不全者は有症状となり，ぶどう膜炎，脳症の頻度が多く，稀だが肺炎，心筋炎，心外膜炎，肝炎，筋炎の報告もある．リンパ節炎の特徴は，両側対称性，無痛性，3 cm 未満と比較的小さく，可動性良好な場合が多く，頸部に発症することが多い．

　鑑別疾患は，伝染性単核球症 (EB ウイルス，サイトメガロウイルス)，急性 HIV 感染症，ネコひっかき病，梅毒，サルコイドーシス，Hodgkin リンパ腫，悪性リンパ腫などである．多くの場合，自然治癒するが，稀に慢性化することもある．ぶどう膜炎の特徴は，40 歳以上の免疫不全者に多く，先天性の場合は両側性，後天性の場合は片側性が多い．日本におけるぶどう膜炎の原因疾患の 1.1% を占めるという報告もあるが[4]，九州南部では 7.1% という報告もあり，地域による偏在性がある．

　後天性の眼底所見は，眼底後極部に白色病変や隆起性の滲出性病変を認め，病変周囲網膜は浮腫を起こすが，境界は不鮮明である．重症化すると眼内炎を引き起こすことがある．血液検査所見は，非特異的所見でリンパ球や異型リンパ球の増加 (WBC の 10% 前後) や軽度の肝機能障害である．診断は，特徴的な眼底所見，血清抗体価，硝子体液や前房水からの PCR (polymerase chain reaction) 検査などである．IgM 抗体は 1 週

間以内に陽性となり，数カ月で減少していくが数年間は陽性が持続し，感度は93〜100%，特異度は78〜99%である．IgG抗体は1〜2週間で陽性となり，6〜8週間でピークとなり，2年後から漸減するが，終生検出される．IgG抗体陰性の場合は，最近の感染の除外が可能である．

　免疫正常者・非妊婦では基本的に治療は不要だが，重症もしくは症状が数週間持続する場合は，ピリメタミン，スルファジアジン，クリンダマイシン，マクロライド系抗菌薬，アトバコンなどを状況に応じて2〜4週間併用する．ピリメタミン使用時には葉酸補充目的にロイコボリン®の併用を忘れないようにする．ぶどう膜炎において，病変周囲の炎症が強い場合はステロイドを併用することもある．

　予防は，食肉の加熱（56℃，10分），手指衛生（砂いじり後，動物接触後など）である．

**引用文献**

1) 佐田竜一，他：魁!! 診断塾―オッカムか，ヒッカムか!? の巻．medicina **51**：728-732, 2014（本書第1話）
2) 志水太郎：診断戦略―診断力向上のためのアートとサイエンス，pp 147-148, 医学書院, 2014
3) Weiss MJ, et al：Serologic tests in the diagnosis of presumed toxoplasmic retinochoroiditis. Am J Ophthalmol **109**：407-411, 1990
4) Goto H, et al：Epidemiological survey of intraocular inflammation in Japan. Jpn J Ophthalmol **51**：41-44, 2007

# 俺と初物診断

忽那 賢志

　読者諸氏は,「○○初の報告！」という症例を診断したことがあるだろうか.俺はある.むしろありまくる.ここでは俺の初物診断の歴史をなぞりながら,初物診断の重要性について語っていきたい.

## ① "奈良県初"のレプトスピラ症

　どうだろう.ちょっと県単位だとスケールが小さいだろうか.しかし,その地域で認められていなかった疾患を報告することには,疫学的に大きな意味がある.得てして,このような報告の後には,同じ疾患が立て続けに診断される.つまり「これまでに見逃されていた症例」が1例見つかるだけで,その存在が認識されるようになる.このように,地域における初物診断は,その地域の疫学に大きな影響を与えるのである.ちなみにこの症例については,症例報告を書く習慣のない頃に診断したため,報告できなかったことが悔やまれる.

## ② "日本初"の輸入回帰熱[1]

　日本初である.つまり日本で一番最初,である.本症例はウズベキスタン帰国後の周期性発熱の症例であったのだが,紆余曲折を経て回帰熱の診断に至った.輸入感染症としては稀な疾患であるが,どの抗菌薬でも有効なため,抗菌薬投与で改善し診断されぬまま見逃されてきた症例がたくさんあるのではないかと筆者は考えている.激レア疾患であるが,それゆえに筆者を魅了し,輸入感染症の世界に導いてくれた,思い出深い症例である.

## ③ "日本初"の成人発症PFAPA症候群[2]

　「成人発症」という条件付きであるが,それでも日本初なのである.周期性発熱症候群の中の1つ,PFAPA症候群は,通常は小児で発症する疾患であるが,20代で発症した稀な一例である.ちなみに,筆者が診断した時点で,周囲の臨床医2人が「あー,そういえばオレも診たことあるな,成人発症例」と言って

いたが，最初に論文化したのは俺であるからして，初症例は俺の論文なのである．「結局のところ，論文化したもの勝ち」というシビアな世界にわれわれは生きていることを，ゆめゆめ忘れてはならない．

### ④ "日本初"のジカ熱[3]

今でこそジカ熱は世界中の注目を集めているが，筆者が診断した際の周囲のリアクションは「ふーん，こんな感染症もあるんだねえ」くらいのもので，なかには「あいつはシマウマ探しばっかりやってるクソ臨床医だ」などと，いわれのない（こともない）中傷もあった．さらには「診断したのはマジカ!?」だの「ジカに（直に）お会いできて光栄です」などとしょうもない"ジカジョーク"を語りかけてくる者もいて，診断したことを悔やんだことすらあった．

しかし，本症例は日本初というだけでなく，フランス領ポリネシアでのアウトブレイクを告げる最初の症例報告であったこと，また患者の尿からジカウイルス遺伝子が検出された世界初の症例であったことから，世界的にはそこそこ注目を集め，特にジカ熱が小頭症の原因となることが明らかとなってからは引用数もうなぎのぼりとなり，ついにはNEJMやLancet IDでジカ熱の総説に引用されるに至った．2017年5月時点での被引用回数は139回という，症例報告界では横綱級の被引用回数を叩き出しているのである．

### ⑤ "キューバ初"のチクングニア熱症例[4]

ついに日本初を飛び越えて「キューバ初」である．キューバではこれまでにチクングニア熱症例は報告されていなかったが，キューバから帰国した日本人旅行者が受診し，チクングニア熱と診断したのである．日本初のデング熱症例はドイツ人旅行者であったように，輸入感染症の世界では「旅行者が先に流行を先取りしてしまう」事例がしばしば存在する．なお，本症例の症例報告は一緒に診たレジデントに書いてもらい，筆者はコレスポ（corresponding author）を務めたのだが，あくまでも診断したのは俺であることは声を大にして言っておきたい．まだまだ若い者には負けないのである．

米国の疾病管理予防センター（CDC）が作成したチクングニア熱の流行地図では，2016年4月22日時点でキューバは非流行地域となっている．しかし，われわれはあえてCDCの機関誌である『Emerging Infectious Diseases』に本症例

を報告し，アクセプトされた．したがって，この流行地図におけるキューバの色が塗り替えられるのは時間の問題であろう．この「流行地図の塗り替え」は臨床医にとって1つの夢ではないだろうか．初物診断医を志す臨床医は，さらなるステップアップとして「塗り替え医」を目指してはどうだろうか．

さて，初物診断の重要性について述べてきたが，ではどうすれば初物診断ができるようになるのであろうか．それは，「疫学を疑うこと」である．

現在の医療はこれまでの医学の知見の積み重なりによって成り立っており，疫学もまた然りである．ここでいう疫学とは「疾患の分布」のことであり，例えば「奈良県内にはレプトスピラ症は報告されていない」「キューバ国内ではチクングニア熱は流行していない」といった事実である．しかし，疫学と病歴・身体所見を照らし合わせてみたときに，矛盾が生じることがある．例えば「キューバ帰りの患者が明らかに関節炎を呈しておりチクングニア熱が疑われるが，キューバではチクングニア熱は報告されていない」，こうしたときに自身の病歴や身体所見を信じ，疫学を疑えるのが真の初物診断医である．

疫学は症例の集積によって生まれるが，それを塗り替えるのもまた症例なのである．例えば「PFAPA症候群は小児の疾患であり成人では報告がない」など，疫学は時に「常識」としてわれわれに立ち塞がってくるが，こうした常識に囚われない鑑別診断を挙げられることが，初物診断医として重要である．

なお，最後に述べておくが，診断において最も重要なものの1つが疫学である．それを疑うことができるのは，その重要性を十分に理解し，使いこなせていることが前提であることを忘れてはならない．要するに「素人は危険だからマネすんなよ」ってことである．

文献

1) Kutsuna S, et al：The first case of imported relapsing fever in Japan. Am J Trop Med Hyg **89**：460-461, 2013
2) Kutsuna S, et al：The first case of adult-onset PFAPA syndrome in Japan. Mod Rheumatol **26**：286-287, 2016
3) Kutsuna S, et al：Two cases of Zika fever imported from French Polynesia to Japan, December 2013 to January 2014. Euro Surveill **19**：pii20683, 2014
4) Tsuboi M, et al：Autochthonous chikungunya fever in traveler returning to Japan from Cuba. Emerg Infect Dis **22**：1683-1685, 2016

# 第13話 Emergency!! の巻

2月初旬のある日，80歳女性が倦怠感を主訴に walk-in で ER を受診した．初回受診の3日前に茶色の帯下がみられたため，婦人科を受診して細胞診の検査を受けており，受診前日から倦怠感を自覚していた．来院時には「細胞診検査を受けた部位が少し痛む感じがする」との訴えがあったが，帯下の増加，出血などは認めなかった．
既往歴はくも膜下出血（50歳），大腸癌の手術を受けており（70歳），高血圧，脂質異常症で通院中であった．内服薬はバルサルタン 80 mg/日，ロスバスタチン 2.5 mg/日，シロスタゾール 100 mg/日であり，細胞診の検査を受けたときからセフジニル，スリンダク，レバミピドの内服も始まっていた．喫煙歴は4年前に禁煙するまで 40本/日×50年，飲酒は機会飲酒程度であった．また，造影剤で瘙痒感を伴った発疹に加えて血圧低下を呈したことがあり，食べ物でもエビ，カニで口唇・咽頭の瘙痒感を引き起こすことがあった．

**石金** 重喫煙歴，高血圧，脂質異常症と血管リスクが高く，既往にくも膜下出血があり，大腸癌手術後5年以上経過している80歳の女性に，3日前に茶色の帯下が出現，昨日からの倦怠感で来院か…．
**忽那** おいおい，どうしたんだ？ ずいぶんまともじゃないか．
**石金** いや，ちょっと心を入れ替えてみようかと思って…．

意識レベルは清明．来院時のバイタルサインは，体温 38.0℃，呼吸数 16回/分，脈拍 90回/分・整，血圧 120/70 mmHg，SpO$_2$ 96%（室内気）．システムレビューでは，呼吸困難感，体熱感，悪寒戦慄，腹痛，直近の海外渡航歴，性交渉歴などはなかった．

> 一般身体所見では，眼瞼結膜は蒼白ではなく，髄膜刺激徴候はなし．心音・呼吸音も異常なく，腹部は平坦・軟で，腸蠕動音は正常．圧痛，肝叩打痛はなく，背部CVA（肋骨脊椎角）叩打痛もなし．直腸診では腫瘤は触知せず．体表リンパ節腫大もなく，耳鏡による診察でも異常はなかった．
> 血液検査では，Hb 10.9 g/dL，Ht 33.3%，WBC 20,700/μL，Plt 23.4×10⁴/μL，TP 6.9 g/dL，Alb 3.3 g/dL，BUN 14 mg/dL，Cr 0.71 mg/dL，T-Bil 0.9 mg/dL，AST 20 IU/L，ALT 11 IU/L，LDH 210 IU/L，ALP 249 IU/L，Na 132 mEq/L，K 4.0 mEq/L，Cl 100 mEq/L，CRP 11.24 mg/dL．尿検査では異常所見を認めなかった．

石金　CRPは陽性だが比較的元気だし，2月ならインフルエンザをはじめとしたウイルス感染症だな！　とりあえずは解熱薬だけで帰宅でいいんじゃないか？

忽那　やっぱりいつもどおりだな….

綿貫　"……！"

忽那　どうした，綿貫教官？

綿貫　"言いたいことはあるのですが，声が出ないのです….咽頭炎をこじらせたようです．"

忽那　淋菌性咽頭炎だな．間違いない．

綿貫　"某新宿のトラベルクリニックでsexual historyをひたすら聴かれましたが，それは**断固としてない**と思います．私の代わりに，一番弟子の川合を連れてきました．"

**教官見習　川合 祥子**
日々病棟を飛び回り，三面六臂の活躍を見せる診断塾若手の1人．気管支鏡の使い手．

川合　高齢者の発熱では，top to bottomアプローチで全身をくまなく診察していくのが第一歩ですが，今のところはあまり明確な熱源が認められなかったようですね….慎重に経過を追うしかないのでしょうか．

佐田 "鍵"ハ何処ダ….

石金 鍵？ 塾長，鍵なくしちゃったの？ 年をとるといろいろ忘れたりなくしたり，大変だよな….

川合 塾長は，この症例の"診断の鍵（diagnostic clue）"を探しているのだと思います．

志水 今回の経過は茶色の帯下から始まっている．発熱と併せて考えれば，やはり婦人科臓器を中心に考えたいところだ．そう思わんか？

川合 anchoring bias **Point** の可能性もありますが，茶色の帯下は特異度の高い情報だと思います．注意深く考えましょう．

---

血液培養を追加で採取したが，かかりつけの婦人科を受診するとのことで帰宅となった．その10日後（帯下出現から14日目），朝9時ちょうどに上腹部痛が出現したとのことで家族が救急要請し，当院ERに搬送され，2回目の受診となった．

バイタルサインは軽度の意識混濁（Glasgow Coma Scale：E4 V4 M6）があり，体温38.7℃，呼吸数24回/分，脈拍135回/分・整，血圧153/87 mmHg，$SpO_2$ 85%（室内気）→ 91%（10 Lリザーバーマスク）．

身体所見上，腸蠕動音は低下．心窩部・臍周囲に圧痛を認め，tapping pain陽性であった．来院後30分程度で収縮期血圧70 mmHgへ下がり，生理食塩水1,500 mL負荷を行ったところ，血圧上昇が認められた．

---

忽那 バイタルサインは全身性炎症反応症候群（systemic inflammatory response syndrome：SIRS）の基準を満たし，さらに突然の腹痛を合併….現在はショックに陥っている．早期にseptic shock（敗血症性ショック）に準じての対応が必要だ！

**Point**
認知バイアスの一種で，anchoring（係留効果）は船の錨（anchor）から派生した言葉である．臨床推論においては，初期段階で示されたある特定の情報（主訴，身体所見，検査所見など）の影響を重要視して，誤った鑑別診断に固執してしまうことを指す．

志水　"突然の"腹痛という病歴は鑑別を考えるうえで重要なヒントだ．毎度毎度だが，TROP[1]のなかに答えがあるだろう．

川合　Tear/Torsion（裂ける・捻れる），Rupture（破れる），Obstruction（詰まる），Perforation/Penetration（穴が開く/貫く）でしたね．急性経過の発熱＋突然発症の腹痛ということは，何かしらの熱源があって，それが破裂・詰まる・捻れるなどした可能性が高そうです．この段階での鑑別疾患を考えてみたのですが…．何か足りない感じがしますが，気のせいでしょうか？

**鑑別診断**

**血管**
感染性大動脈瘤破裂，腸間膜血栓症
**消化管**
消化管穿孔，虫垂炎，憩室炎，急性膵炎，胆管炎，肝膿瘍破裂，絞扼性イレウス
**婦人科**
卵巣腫瘍茎捻転

石金　この鑑別であれば，初期対応とともに画像検索が必要だ．バイタルを安定化したら，CTへ急ごう！ 塞栓，捻転，虚血などが鑑別に挙がる以上，造影剤も併用したいな．造影剤にアレルギーがあるってことだが，ステロイドを投与してから行えば大丈夫じゃないか？

佐田　馬鹿者！（鉄拳）診断塾教訓ソノ二十五！ 出湯・能・葉亜夢(でゅー・のー・はーむ)!!

石金　あいててて…痛い，痛いよ塾長…

川合　"Do no harm."ということです．造影剤でアレルギーを呈したことがある患者に対して造影剤投与の直前にステロイドを投与するエビデンスは乏しいと言われています．エピネフリン持参でCT室へ付き添い，その後も慎重に経過観察するのも一手ですが，今のように全身状態が悪い状態ではリスクも相応に高いと思います．この状況であれば，まずは単純CTでの評価を試みるのはどうでしょうか．

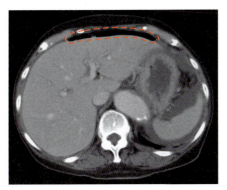

図1 腹部単純CT所見

血液検査では,Hb 12.0 g/dL, Ht 34.4%, WBC 29,700/μL, Plt 23.1×10$^4$/μL, TP 5.7 g/dL, Alb 2.2 g/dL, BUN 16.1 mg/dL, Cr 0.65 mg/dL, T-Bil 1.2 mg/dL, AST 32 IU/L, ALT 22 IU/L, LDH 313 IU/L, ALP 561 IU/L, Amy 32 IU/L, Na 129 mEq/L, K 3.8 mEq/L, Cl 98 mEq/L, CRP 24.83 mg/dL, トロポニン<0.03 ng/mL, PT-INR 1.11, APTT 25.1秒, Dダイマー 17.0 μg/mL.
動脈血液ガス(呼吸数24回/分,室内気)では,pH 7.458, pO$_2$ 107.0 mmHg, pCO$_2$ 24.9 mmHg, SO$_2$ 97.7%, HCO$_3^-$ 17.4 mmol/L, Lac 3.1 mmol/L であった.胸部ポータブルX線写真は異常なく,腹部ポータブルX線写真では大腸ガスの貯留を認めた.腹部単純CTを撮影したところfree airを認めたため(図1点線),消化管穿孔を疑い外科にコンサルテーションし,開腹手術の方針となった.

石金 本当に消化管穿孔か? 確かにNSAIDs(非ステロイド性抗炎症薬)のスリンダクが投与されているが,期間が比較的短いし,この急激な経過も腑に落ちないな…. **Point** 憩室炎などを背景にした下部消化管

**Point**

NSAIDsによる胃腸障害として,上部消化管の潰瘍形成は有名である.本症例では下腹部を中心とした疼痛であることから,下部消化管(小腸や大腸レベル)でのNSAIDs起因性の潰瘍病変である可能性も考慮される.

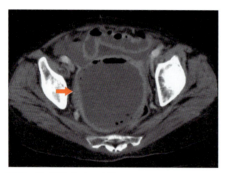

図2　腹部単純 CT 所見
矢印：子宮留膿腫.

穿孔か？

**志水**　忘れたのか？ すべての診断は History, History, History だとオヤジ（天阿仁威老師）も言っていただろう[2]．

**忽那**　そうか，この症例は茶色の帯下で病歴が始まっていた．だとすれば，破裂まで至ることは少ないが，あの疾患だろう．術中所見を待とうじゃないか．おそらく早々に婦人科への連絡が必要になるはずだ．

> 手術中，子宮底部と背側の2カ所に穿孔部位を認め（図2），膿の流出がみられたことから子宮留膿腫の穿孔が疑われ，婦人科コールし，術者交代となった．腹式単純子宮全摘術，および両側付属器を切除し，手術は無事終了した．

　　子宮留膿腫穿孔

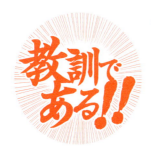

- 高齢女性において，帯下の増加，不正性器出血，下腹部痛，原因不明の発熱などの症状があったら，子宮留膿腫を鑑別として挙げ，必要に応じて画像検索，婦人科診察依頼をすることが大切である．

- 高齢女性の急性腹症の鑑別として，子宮留膿腫穿孔がある．適切な初期対応と画像評価が大切であり，free air を見つけたら消化管穿孔に準じての対応を行うことが重要である．

## 解説　川合教官見習，綿貫教官

　子宮留膿腫（pyometra）は子宮内に膿が蓄積する疾患であり，子宮頸管の狭窄により，子宮内容物が貯留することで起こる[3]．子宮頸管狭窄の原因としては悪性腫瘍，子宮頸部への放射線照射，子宮内避妊器具，先天的な異常などが挙げられる．罹患率は 0.01〜0.5％ で，東アジアに多いとされている．

　子宮留膿腫の 3 徴候は下腹部痛，膿性帯下，閉経後出血とされているが，典型的な 3 徴候が揃わないことは多く認められる．膿性帯下が確認されるのは全体の 10％ 以下である．また，閉経後出血があった場合の鑑別としては萎縮（59％），ポリープ（12％），子宮内膜癌（10％），子宮内膜増殖症（9.8％），ホルモン作用の影響（7％）などが多く，子宮留膿腫は全体のうちの 1〜2％ 程度で，ごくわずかを占めるにすぎない．むしろ高齢女性における不明熱の原疾患として，鑑別に挙げられるこ

とが多い．

　急性腹症の画像検索で free air を見つけた場合，85〜95％ 近くは消化管穿孔であり，子宮留膿腫穿孔は稀な鑑別疾患の1つである．穿孔前に子宮留膿腫の診断がついていない場合，救急のセッティングでの術前診断は困難な場合もある．しかしながら，初期対応は腹膜炎や消化管穿孔と同様であり，適切な蘇生手技，画像診断，即時の専門診療科へのコンサルトが大切である．

**引用文献**
1) 志水太郎：診断戦略―診断力向上のためのアートとサイエンス，p 106, 211, 医学書院，2014
2) Tierney LM Jr, 他：The three most important parts in making a diagnosis are History, History, History!! 週刊医学界新聞(第 2817 号)，2009 年 2 月 9 日
　http://www.igaku-shoin.co.jp/paperDetail.do?id=PA02817_01
3) Shapey IM, et al：Spontaneously perforated pyometra：an unusual cause of acute abdomen and pneumoperitoneum. Ann R Coll Surg Engl **94**：e246-248, 2012

# 第14話 焦らぬことが一番である！の巻

生来健康でADL自立の40歳男性．入院11日前，雪かき時に転倒し，左橈骨遠位端を骨折．腫脹が強く，手術は延期となっていた．入院当日，回転性眩暈，悪心・嘔吐を主訴に来院し，小脳梗塞の診断で入院．その後，症状は改善傾向．
入院3日目（骨折後14日目）の未明に，臍周囲に軽度の間欠的な腹痛が出現し，同日深夜に症状が増悪したため，当番医がコールされた．
**既往歴** 高血圧（未治療）以外に特記事項なし．
**生活歴** 1日20本×22年の喫煙者，飲酒歴なし．1週間前にマグロのたたきを食べた以外には明らかな生物摂取歴なし．
**家族歴** 母が小脳梗塞の既往あり．
**システムレビュー（+）** 臍周囲の間欠痛，悪心，便秘．
**システムレビュー（−）** 頭痛，気道症状，嘔吐，下痢，血便，排尿症状，関節痛，皮疹．

**忽那** 入院中に起こった急な腹痛か…．ちょっと焦るな．
**石金** 焦ラヌ事ガ一番デアル！
**綿貫** 石金二号生，どうしましたか？
**石金** …いや，塾長の真似したら診断性能が上がるかなと思って．
**志水** ふむ，上級医に倣うことは上級医を凌ぐこと…．診断塾教訓其の八か．少し使い方が違うがな．

**追加問診** 20代の頃に男性間性交渉の性的習慣あり．
**内服** 骨折後より開始：ロキソプロフェン，レバミピド．小脳梗塞後より開始　エダラボン，アスピリン，リシノプリル．
**身体所見** 身長177 cm，体重78.5 kg．Glasgow Coma Scale：E4 V5 M6＝15点．体温36.2℃，呼吸数25回/分，脈拍98回/

分・整，血圧188/127 mmHg，SpO₂ 98%（室内気）．
**頭頸部**：眼瞼結膜貧血・眼球結膜黄染なし．齲歯が多い．**胸部**：心音・呼吸音に明らかな異常なし．**腹部**：平坦，腸蠕動音正常．Murphy徴候陰性．臍上部を中心に圧痛・反跳痛・筋性防御あり．**四肢**：左上肢はギプス固定，手指は浮腫あり．両下腿浮腫なし．足背動脈触知良好．**そのほか**：表在リンパ節は触知せず，明らかな皮疹なし．
**神経学的所見** 脳神経に明らかな異常なし，継ぎ足歩行で左に傾くが，それ以外に協調運動障害なし，病的反射なし，明らかな筋力低下なし．

**忽那** 男性間性交渉者となると，俺の出番か!? 性行為感染症のチェックはすべて行おう！

**佐田** 焦ラヌ事ガ一番デアル！

**石金** 塾長！ 俺の名言，パクらないでくださいよー．

**志水** 違うぞ，貴様ら．「1つの情報に惑わされるな」という意味だ．男性間性交渉は重要な情報だが，この患者にはそれ以外にも多くの情報があるではないか．

**綿貫** そうですね．この患者は40歳という若さで小脳梗塞を発症し，入院中に急な腹痛をきたしています．また，骨折後に症状を呈しているというのも特徴的な病歴です．突発性ではなさそうですが，半日の経過で増悪する急性の腹痛のようです．要約すると「左橈骨遠位端骨折後に発症した小脳梗塞で入院中に，急性の腹痛を呈した40歳男性」となりますね．

**忽那** むむ，塞栓しやすい病歴があるのか？

**綿貫** 長管骨の骨幹部骨折ではなく，呼吸器症状もないため，脂肪塞栓に伴う症状の可能性は否定的でしょう．**Point** もし今回の症状が上腸間

**Point**

脂肪塞栓は長管骨や骨盤など，比較的骨髄や脂肪髄を含みやすい部分に骨折を生じた際，脂肪成分が血流に乗って血管を閉塞させることで生じる病態である．①脂肪が肺にトラップされることで生じた炎症に伴う呼吸不全，②卵円孔開存などの静脈から動脈系への血流によって脳血管に生じた脂肪塞栓に伴う神経症状，③皮膚の血管に脂肪が流入することで生じた皮疹（網状皮斑，点状出血など）が，脂肪塞栓の三徴である[1]．

膜動脈閉塞なら，悪性腫瘍に関連した Trousseau 症候群などは除外したいですね．男性での頻度は低いですが，抗リン脂質抗体症候群による塞栓が原因の小脳梗塞と上腸間膜動脈閉塞かもしれません．全身性エリテマトーデス（SLE）を疑うような皮疹や日光過敏の病歴は追加で把握しましょう．

**石金** あと，生魚の摂食歴があるぞ！ アニサキス症はどうだ？

**志水** 確かにアニサキス症では腹部全体の疼痛をきたすな．胃アニサキスだと症状発症は摂食から 8 時間以内だが，小腸アニサキスだと数日の経過でもよい[2]．摂食歴を洗い直すか．オヤジ（天阿仁威老師）の名言 "History, History, History！" をよく心得ているな貴様．

**忽那** 稀な鑑別ばかり挙げると「診断塾バイアス」って言われそうだからな．急な腹痛の解剖学的な鑑別としては，①腸管，②肝胆道系・膵，③血管系，④横隔膜周辺の疾患，ほかにも糖尿病性ケトアシドーシスやアナフィラキシーも挙げておくべきか．だから腹痛は焦るんだよなー．

**綿貫** 忽那一号生も調子が出てきましたね，よい徴候です．

### 鑑別診断

**急性腹痛の一般的な鑑別**
- 腸管：急性腸炎，虫垂炎，小腸閉塞
- 肝胆膵系：胆管炎・胆嚢炎，急性膵炎，肝膿瘍
- 血管系：心筋梗塞・狭心症，上腸間膜動脈閉塞
- 横隔膜周辺：下肺野の肺膿瘍・胸膜炎，横隔膜下膿瘍
- そのほか：アナフィラキシー，糖尿病性ケトアシドーシス

**この患者の病歴から考える鑑別**
- 抗リン脂質抗体症候群＋全身性エリテマトーデスに伴う多発血栓（小脳梗塞＋上腸間膜動脈閉塞）
- 腸管アニサキス症

**追加問診** 入院後に生魚の差し入れや摂取はないとのこと．日光過敏や口内炎，陰部潰瘍，関節痛などの症状もなかった．
**血液検査** Hb 18.1 g/dL，WBC 12,900/μL，Plt 23×10$^4$/μL，

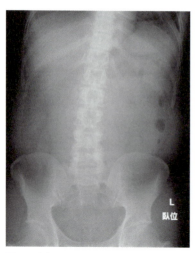

図1　腹部単純 X 線

Glu 96 mg/dL，TP 6.1 g/dL，Alb 3.7 g/dL，T-Bil 1.7 mg/dL，AST 21 IU/L，ALT 29 IU/L，LDH 224 IU/L，ALP 232 IU/L，$\gamma$-GT 29 IU/L，Na 140 mEq/L，K 4.1 mEq/L，Cl 104 mEq/L，CRP 1.33 mg/dL．
白血球・炎症反応高値，肝酵素上昇を認め，D ダイマー 12.3 μg/mL と高値だった．HIV 抗体陰性．尿所見は正常．心電図では HR 72 の洞調律で，明らかな不整脈や ST 変化なし．腹部単純 X 線では腸管ガスが減少しており（図1），腹部造影 CT では腹水貯留および小腸壁のびまん性浮腫性肥厚を認めたものの，明らかな閉塞機転はなかった（図2）．

忽那　なんじゃこりゃ⁉　汎発性腹膜炎か⁉　おのれ，必殺・外科蟄猿吐"!!

佐田　焦ラヌ事ガ一番デアル！

石金　塾長！　さっきから同じこと言ってますよ⁉

志水　待てい石金．塾長の言うことも一理ある．小腸だけが広範かつ全周性に肥厚していて，局所的な変化ではない．

綿貫　確かに，この CT 所見は何か変ですね．腫瘍や異物による閉塞

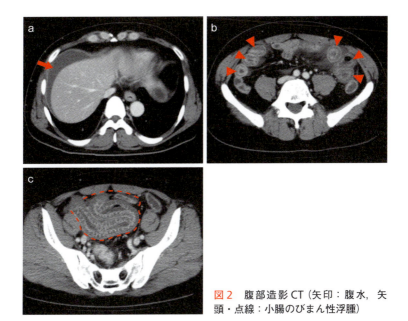

図2　腹部造影CT（矢印：腹水，矢頭・点線：小腸のびまん性浮腫）

機転もなさそうです．ただ，最悪のシナリオは消化管穿孔ですので，外科コンサルトはしておいてよいと思いますが…．

**志水**　広範な小腸壁肥厚，特にtarget signが見られる．**Point**　鑑別はこれだ（表1）[3]．これに「急性腹症の鑑別」や「多発血栓・塞栓の鑑別」を重ねるとよいだろう．

**忽那**　解剖学的に捉えると鑑別疾患を網羅しやすいな．その上にほかの鑑別思考を重ねていくとは，さすが秘技"網・澪谷戦略"（mesh-layers approach）の使い手[4]！

**石金**　となると，さっき考えた鑑別と照らし合わせて，この患者に当てはまるのは，SLEによる腸炎や抗リン脂質抗体症候群による血管閉塞，あと…アニサキス症か！　うむ，やはりアニサキス症じゃないか？

**Point**

粘膜下層の浮腫ないしは炎症に伴い，粘膜層・粘膜下層・筋層の3層が明瞭に見られる所見をtarget signと呼ぶ．この所見は腸炎などの炎症性疾患や虚血性腸炎などでも出現するため，疾患特異的な像ではないが，明らかに腸に異常が起きていることを示唆する[5]．

表1 広範な小腸壁肥厚の鑑別

| 解剖学的異常 | 捻転（closed-loop），穿孔，閉塞（ヘルニア嵌頓，腸重積，異物・腫瘍）など |
|---|---|
| 感染症 | ノロウイルス，アデノウイルスなど |
| 自己免疫・自己炎症 | ループス腸炎，血管炎，Crohn 病など |
| 血管病変 | 上腸間膜動脈/静脈閉塞，腸管内出血，non-obstructive mesenteric ischemia（NOMI）など |
| 腫瘍 | 悪性リンパ腫 |
| 放射線 | 放射線性腸炎 |
| アレルギー | アニサキス症，血管性浮腫など |

（文献 3 より改変）

佐田　焦ラヌ事ガ一番デアル！
忽那　この緊迫した状況でもブレない塾長の壊れた感じ，まじパネぇっすよ！
綿貫　いや，もしかして塾長は，われわれが見逃しているポイントを伝えてくれているのではないでしょうか？
志水　"焦らぬことが一番である"，か…．あせらぬ…1番…アセ…1…ACE…Ⅰ…．
一同　あぁーーーーー !!!

> 緊急で外科当直医をコールしCT画像を供覧したが，やはり解剖学的異常や消化管穿孔，血管閉塞などの病変は認めなかった．内服薬にリシノプリルが含まれていたことからアンジオテンシン変換酵素（ACE）阻害薬による腸管浮腫を考え，絶食補液にて経過観察した．リシノプリルを中止後，症状は数日で軽快し，再燃もしなかった（図3）．入院時に施行した自己抗体検査（抗核抗体，抗ds-DNA抗体，抗カルジオリピン抗体，MPO-ANCA，PR3-ANCA など）はすべて陰性で，アニサキス抗体も陰性であった．また，遺伝性血管性浮腫（hereditary angioedema：HAE）の可能性も考え補体やC1インヒビター活性を測定したが，どちらも正常であった．

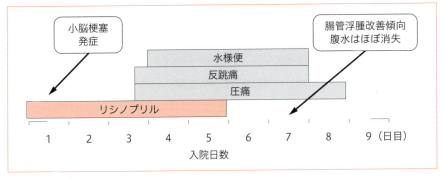

図3　患者の経過

**最終診断　ACE阻害薬関連血管性浮腫**

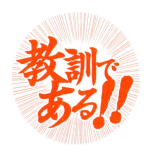

- <u>急性腹痛も，History, History, History！ 処方を含めたすべての患者情報を把握せよ！</u>
- <u>鑑別診断に悩んだときは複数の鑑別思考を重ね合わせて，mesh-layers approachをとれ！</u>
- <u>ACE阻害薬の副作用として，乾性咳嗽や腎障害以外に血管浮腫も忘れない．稀ながら腸管浮腫をきたすこともある．</u>

## 解説 佐田塾長

　血管性浮腫には，①肥満細胞から遊離されるヒスタミンによる浮腫（1型アレルギー）と，②ブラジキニン過剰による浮腫の2パターンがある．そしてブラジキニン過剰による血管性浮腫の代表的な原因は，ACE阻害薬関連血管性浮腫と遺伝性血管性浮腫である．

　ACE阻害薬関連血管性浮腫は，ACE阻害薬内服患者の0.3～0.7％に発症する副作用である．1型アレルギーとは異なりやや緩徐な発症で，一般的には内服開始1カ月以内に口唇・顔面・舌・腕の腫脹・瘙痒・紅斑が出現する．ただし，内服1日以内に発症することもあれば，10年の経過で発症することもありうる（平均発症期間は開始後10.2カ月程度）[6]．腸管浮腫をきたす症例では典型的な口唇・顔面などの腫脹を認めにくいという特徴があり[7]，急性発症の重度の腹痛，悪心・嘔吐，下痢などを起こすことが典型的である．的確な診断がされずに内服が継続されると死亡率が上昇することもあるため[8]，原因不明の腸管浮腫をきたした患者がACE阻害薬を内服していた場合には，速やかに中止すべきである．

　治療の基本は薬剤中止であり，中止後1～4日で症状は速やかに軽快する．最近は，典型的なACE阻害薬関連血管性浮腫の症例に対して，選択的ブラジキニン受容体拮抗薬であるicatibant（遺伝性血管性浮腫の治療薬でもある）の投与により，浮腫消失の時間が短縮することが知られている[9]．ちなみに，アンジオテンシンII受容体拮抗薬（ARB）はブラジキニンの代謝に影響しないが，それでも0.11％に血管性浮腫を起こしうる．

引用文献
 1) Kosova E, et al：Fat embolism syndrome. Circulation **131**：317-320, 2015
 2) Nawa Y, et al：Sushi delights and parasites；The risk of fishborne and foodborne parasitic

zoonosis in Asia. Clin Infect Dis **41**：1297-1303, 2005
3) Macari M, et al：A pattern approach to the abnormal small bowel；Observations at MDCT and CT enterography. Am J Roentgenol **188**：1344-1355, 2007
4) 志水太郎：診断戦略―診断力向上のためのアートとサイエンス，pp 71-73, 医学書院, 2014.
5) Ahualli J：The target sign：bowel wall. Radiology **234**：549-550, 2005
6) Bezalel S, et al：Angiotensin-converting Enzyme Inhibitor-induced Angioedema. Am J Med **128**：120-125, 2015
7) Augenstein VA, et al：Intestinal angioedema induced by angiotensin-converting enzyme inhibitors；An underrecognized cause of abdominal pain? J Am Osteopath Assoc **113**：221-223, 2013
8) Brown NJ, et al：Recurrent angiotensin-converting enzyme inhibitor--associated angioedema. JAMA **278**：232-233, 1997
9) Schossow B, et al：A randomized trial of icatibant in ACE-inhibitor-induced angioedema. N Engl J Med **372**：418-425, 2015

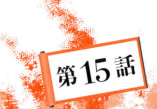

# 第15話 痛む場所には何がある？ の巻

花粉症以外は特に既往のない50歳女性が，1ヵ月前から続く咳嗽と咽頭痛で来院した．経過中に抗ヒスタミン薬，吸入β刺激薬を使用したが症状改善なく，来院13日前から吸入ステロイドを開始していた．来院4日前より38℃の発熱が出現し，以後も38℃台の発熱が継続するため総合診療科外来を受診した．

既往歴は花粉症のみで，家族歴に目立ったものはない．上記以外に定期内服薬は認めず，シックコンタクト，動物との接触，渡航歴，喫煙歴，先行感染症状などに目立ったものはなかった．

システムレビューでは咳嗽時の左前胸部痛と嚥下時痛以外に有意なものはなく，寝汗や体重変化，浮腫，血痰，呼吸苦，関節痛，しびれ，鼻閉，胸焼け，胸痛，視力変化などは認めなかった．

石金　慢性経過の咳嗽と発熱か．まずは結核が心配だな．しかも吸入ステロイドで悪くなっているようにもみえるぜ．
忽那　これはCRPが高いに違いないな！
石金　わかったわかった．で…どうするよ？
森川　ここは，"フレーム法"を使いましょう！
石金　うおっ，て，てめえ誰だっ？
森川　短期留学で診断塾に来ています．あなたと同じ二号生ですよ．

**二号生　森川 暢**
西方からの刺客．フレーム法という独自の技で，診断塾に道場破りを挑む．

志水　〔フレーム法…．そういえば西方に，臨床推論においてフレームワークによる分析的思考（System 2）[1])を得意とする流派があると聞いた

が，その一派か…」

**森川** 症状としては咳が比較的特異的なので，そこから考えていきます．咳嗽のフレームは「ABCDEF＋V」，すなわち air way（気管），breath（肺），cardiac（心臓），drug（薬），esophageal（食道），fukubikuu（副鼻腔），vascular（血管）です！ 心臓・食道・副鼻腔の問題を疑うような症状は認められず，特に疑わしい薬もありません．したがって，まずは肺，さらに気管と血管の可能性も外せない印象です．

**石金** 肺の問題は十分にありうるな…やはり結核か．あるいは膠原病による間質性肺炎かもしれない．血管の問題だとしたら，血管内リンパ腫もありだぞ！

**綿貫** 痺れはないようですが，アレルギー性肉芽腫性血管炎も鑑別に挙がるかもしれません．気管の問題として，気管支喘息は当然考えますが，熱が出ている点が腑に落ちませんね．

---

**鑑別診断**

- 気管：気管支喘息
- 肺：肺結核，間質性肺炎
- 血管：血管炎（アレルギー性肉芽腫性血管炎を含む），血管内リンパ腫

---

**来院時バイタルサイン** Japan Coma Scale：0，体温37℃，呼吸数12回/分，脈拍104回/分・整，血圧95/59 mmHg，$SpO_2$ 100%（室内気）．

**身体所見** 頭部：結膜の蒼白や充血，黄染を認めず，口腔・咽頭所見は特記事項なし．頸部：甲状腺圧痛や腫大は認めなかったが，前頸部正中に軽度の圧痛を認めた．
胸部：肺音・心音は正常範囲内であったが，左前胸部に軽度の圧痛を認めた．同部位は肉眼的には異常を認めず，介達痛も乏しかった．
腹部：特記事項なし．
四肢：関節腫脹や皮疹を認めず，爪も特に異常所見を認めなかった．明らかな体表リンパ節腫大も認めなかった．

第15話 痛む場所には何がある？ の巻

石金　肺音にはまったく異常ないだと…．やはり血管の問題なのか！
忽那　いや，結核なら肺音に異常がないことも多い．  あとは，この前頸部痛と左前胸部痛をどう考えるかだな．

（ゴゴゴゴゴ…）

石金　なんだ，この馬鹿でかい黒いオーラは…まさか，塾長か!?
佐田　貴様ラ，医学生ニ戻ッテヤリ直セイ!!!
忽那　ひえぇっ！　いつもながら怖えなあ．医学生…基本に戻れってことか？　解剖とか生理とか…．
石金　あ！　解剖学的に何か共通するものはないか，とかか？
綿貫　前頸部は…ちょうど甲状軟骨のあたりですね．一方，左前胸部は肋軟骨移行部のあたりですか．
石金　となると，軟骨に異常がありそうだな．
忽那　まさか，あの疾患か…!?

> 血液検査は，赤沈 118 mm/時，Hb 11.9 g/dL，WBC 11,500/μL（好中球70％，単球10％），Plt 52.4×10⁴/μL，TP 7.5 g/dL，Alb 4.3 g/dL，BUN 10.5 mg/dL，Cr 0.6 mg/dL，Na 145 mEq/L，K 3.7 mEq/L，Cl 105 mEq/L，CRP 9 mg/dL．そのほか，肝胆道系酵素は問題がなかった．尿所見では，蛋白，潜血，白血球を認めなかった．喀痰グラム染色では単核球と多核球が認められたが，細菌は認めなかった．胸部単純X線写真では肺野に異常陰影を認めず，心拡大も認めなかった（図1）．

忽那　やはりCRPが高い．赤沈も高いし，炎症はありそうだな．
石金　肺にも異常はないか．心臓も大丈夫そうだ．ということは，残るは気管と血管の問題….
佐田　ソノ目デ気管ヲ見ルノダ！

**Point**
結核において，特に肉芽腫や空洞が形成された症例では，明らかな肺音を伴わないことも多く経験される．

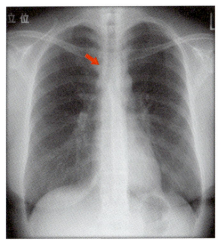

図1 胸部単純X線所見

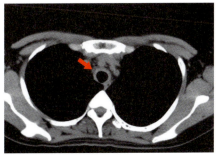

図2 胸部単純CT所見

忽那　！　そう言われてみれば，胸部X線で少し主気管支が目立つような…（図1矢印）．総合的に考えて，気管軟骨の問題かもしれないな．ますますあの疾患が怪しいぞ．CTで確認しようぜ！

> 胸部単純CTを撮像すると，肺野には異常を認めなかったが，気管の明らかな壁肥厚を認めた（図2矢印）．そのうえで胸部単純X線写真を見直すと，確かに気管支の壁肥厚を認めた．頸部正中の圧痛は甲状軟骨に矛盾せず，左前胸部痛も肋軟骨移行部の痛みに合致した．結核除外目的に抗酸菌塗抹を3回提出したが，いずれも陰性であった．また，抗核抗体，PR-3-ANCA，MPO-ANCAもすべて陰性であった．

忽那　これは！　やはり，再発性多発軟骨炎だな！
綿貫　気管支壁肥厚を呈する疾患としては，ほかにも多発血管炎性肉芽腫症，サルコイドーシス，炎症性腸疾患，アミロイドーシスが挙げられますが（表1)[2]，これらを示唆する所見は乏しいようです．CT所見も再発性多発軟骨炎に合致しますね．
森川　確かに，耳介や鼻の症状は認めませんが，臨床的には再発性多発

**表1　気管支壁が肥厚する疾患**

| 疾患 | 気管狭窄 | 石灰化 | 特徴 |
|---|---|---|---|
| 再発性多発軟骨炎 | あり | たまに | 気道の後方はスペアされる．軟骨のみ肥厚． |
| 気管気管支骨軟骨形成症 | あり | 常にある | 石灰化結節，不整な肥厚． |
| アミロイドーシス | あり | しばしば | 後方はスペアされない．周囲石灰化，気道骨化． |
| サルコイドーシス | あり | あり | 肺門・縦隔リンパ節腫脹，肺野の結節影． |
| 炎症性腸疾患 | あり | なし | 炎症性腸疾患の既往，下痢・腹痛． |
| 多発血管炎性肉芽腫症 | あり | なし | 声門下肥厚，腎病変，肺胞出血，肺空洞影． |

(文献2より作成)

軟骨炎が最も合致する印象です．再発性多発軟骨炎として生検を考えたいですね．

**志水**　面白い．身体所見が大事ということだな．

> その後，気管軟骨の生検を考慮したが，患者本人の希望もあり，実施しない方針とした．経過中，関節炎，耳軟骨炎，強膜炎，聴力低下などの全身症状は認められなかったが，臨床的に再発性多発軟骨炎としてプレドニゾロンの投与を 25 mg/日で開始したところ，速やかに解熱し，咳嗽や頸部正中の圧痛も消失した．フォローのCTでも気管支壁の肥厚は改善しており，再発性多発軟骨炎に矛盾しない経過であった．

**最終診断：再発性多発軟骨炎**

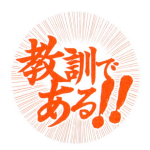

- 鑑別疾患は分析的思考（System 2）でも考えよ！
- 身体所見では解剖的アプローチを徹底せよ！
- 気管軟骨の肥厚は非常に特徴的な所見である．見逃すべからず．

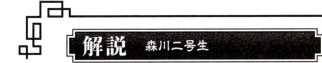

## 解説　森川二号生

　再発性多発軟骨炎は，耳，鼻，関節など全身の軟骨に炎症をきたす稀な自己免疫疾患で，再発しつつ，進行する経過をとる[3]．プロテオグリカンの多い組織である目，内耳，心臓，血管，腎臓にも病変が及ぶとされている[4]．患者の平均年齢は52.7歳で，本邦では400〜500人程度と推定される．症状としては，耳軟骨炎と鼻軟骨炎が特徴的で，特に耳軟骨炎は後期では9割程度に認められる．しかし発症時には4割程度しか認

表2　再発性多発軟骨炎の症状

|  | 発症時 | 後期 |
|---|---|---|
| 耳軟骨炎 | 43% | 89% |
| 鼻軟骨炎 | 20% | 60% |
| 喉頭・気道 | 22% | 55% |
| 関節炎 | 32% | 72% |
| 聴力低下 | 7% | 40% |
| 眼炎 | 17% | 67% |

上記6項目はMcAdamの診断基準に相当．3項目以上が該当し，生検所見があれば確定診断となる．
（文献5より作成）

められないため，注意が必要である．喉頭気道病変は5割程度でしか認めないが，重症化しうるため，重要である（**表2**）[5]．

　再発性多発軟骨炎の気道病変はびまん性で，喉頭から気管を主に侵す．肺胞病変は基本的に認めず，末梢気道病変も稀であり，嗄声，咳嗽，咽頭痛，呼吸困難，喘鳴を認めることが多い．気道病変は本疾患における死因の10～59%と最も多く，特に気道の狭窄や虚脱は致死的になりうる．高度な気道病変では，ステント留置や気管切開が考慮されることもある[5]．

　再発性多発軟骨炎のCT所見として，気管軟骨の肥厚が知られている．気管支壁の肥厚は比較的特異的な所見であり，鑑別に役立つとされる．なお，再発性多発軟骨炎では，気管の後方はスペアされ，石灰化は伴わない傾向がある（**表1**）[2]．本症例も特徴的なCT所見が診断の一助になった．なお，PET-CTが気管の炎症を検出するため有用とする症例報告もあり，診断に難渋した際は考慮してもよいかもしれない[6]．

　本症例のように咳嗽と発熱が継続するにもかかわらず，胸部単純CTで明らかな異常がない場合には，再発性多発軟骨炎以外にも血管の問題（血管内リンパ腫，血管炎）と副鼻腔の問題も鑑別に挙げるべきである．

### 引用文献

1) 志水太郎：診断戦略―診断力向上のためのアートとサイエンス，pp 4-14，医学書院，2014
2) Chung JH, et al：CT of diffuse tracheal diseases. Am J Roentgenol **196**：W240-246, 2011
3) 喜瀬高庸，綿貫　聡：再発性多発軟骨炎．総合診療 **25**：374-375, 2015
4) Chopra R, et al：Relapsing polychondritis. Rheum Dis Clin North Am **39**：263-276, 2013
5) 東　直人：再発性多発軟骨炎における気道病変の臨床．日臨免疫会誌 **35**：157-167, 2012
6) Suzuki S, et al：Fever and cough without pulmonary abnormalities on CT；Relapsing polychondritis restricted to the airways. Lancet **385**：88, 2015

## 第16話 時には疫学を疑え！の巻

40代の男性が，発熱と皮疹を主訴に受診した．受診2日前から頭痛を伴う発熱が出現しており，カタル症状や下痢などの症状はない．市販の感冒薬を内服し様子をみていたが，受診前日の夜に前胸部から腹部にかけて皮疹が出現していることに気づき，また38℃を超える発熱が続くため，心配になって救急外来を受診した．

石金　発熱と皮疹か…．苦手なんだよな．結局診断がつかないことも多いし…．

志水　発熱・皮疹のアプローチは，まず「緊急性がないか」，そして「隔離の必要がないか」の判断から始めるべし！ Point

綿貫　そうですね．まず，この患者さんは鼻汁・咽頭痛・咳嗽といった気道症状がないので，麻疹・風疹の可能性は下がります．ご自身で歩いて救急外来まで来られていますし，それなりに元気なようです．

石金　とりあえず，個室で診察するか．

忽那　CRPはどうなんだ？　あと少しなんだ…あと少しで…．

石金　おい，禁断症状が出てるじゃねえか．何があと少しなんだ？

綿貫　まぁ，忽那一号生がおかしいのはいつものことですから，診察を進めましょう．

副鼻腔炎の通院歴がある以外に，特記すべき既往はない．薬剤・食

### Point

発熱・皮疹を呈する緊急性の高い疾患としては，髄膜炎菌や肺炎球菌，感染性心内膜炎による電撃性紫斑病，リケッチア症，toxic shock syndrome，*Vibrio vulnificus* 感染症などがある．また，隔離が必要な発熱・皮疹を呈する疾患としては，麻疹，水痘，風疹が代表的である．

> 物のアレルギーもない．4週間前にCSW（commercial sex worker）との性交渉歴がある．コンドームは使用しなかったという．

**石金** コンドームなしとは怖いもの知らずだな．確かにコンドームを使用しない風俗店もけっこうあるが…．
**志水** ほう，詳しいな，石金．
**石金** いや，あくまで伝聞だがな．
**綿貫** 濃厚な性交渉歴がある患者の発熱・皮疹となると，急性ヒト免疫不全ウイルス（HIV）感染症が鑑別に挙がりますね．
**石金** それと，<u>二期梅毒だな．東京で大流行中だし</u>．**Point**
**佐田** （目を赤く光らせながら）トッコートコー！ トコレッキクベシ！
**綿貫** …塾長？
**石金** 病院に連れて行ったほうがいいな．
**綿貫** ここが病院なんですが…．
**志水** 馬鹿者！ 塾長は「渡航歴を確認せよ」と言っているのだ．発熱と皮疹は海外渡航後に多い主訴だろう．
**石金** なんで今のでわかるんだよ！
**綿貫** なるほど，そういうことですか．確かに発熱と皮疹は，下痢と並んで海外渡航後に多い主訴トップ3ですね．
**忽那** 早くCRPを…もう，あと1で…．

> 患者は受診の8日前から3日前まで，タイのサムイ島に家族と観光旅行に行っていた．食事はホテルまたは高級レストランのみで，生肉・生魚の摂取はないが，サラダとカットフルーツは食べている．また，水はペットボトルに入ったものしか飲んでいない．海でシュノーケリングをしたが淡水曝露はない．防蚊対策は特にしておらず，現地で蚊に何度か刺されたという．

**Point**
二期梅毒では，四肢体幹に広がる「バラ疹」と呼ばれる皮疹が特徴的である．2013年頃から東京で流行が始まり，2016年現在，全国で症例が増加している．

表1 アジア渡航者の発熱 "Asian MDR-TBs（多剤耐性結核）"

| | |
|---|---|
| A | hepatitis A, Alphavirus (Chikungunya), amebiasis<br>A 型肝炎，アルファウイルス（チクングニア），アメーバ症 |
| M | Malaria, melioidosis<br>マラリア，類鼻疽症 |
| D | dengue, traveller's diarrhea<br>デング，旅行者下痢症 |
| R | rickettsia, rabies<br>リケッチア，狂犬病 |
| T | typhoid<br>腸チフス |
| B | tuberculosis, hepatitis B<br>結核，B 型肝炎 |
| S | spirochetes (leptospirosis, syphilis, relapsing fever, Lyme), schistosomiasis, sexually transmitted disease (HIV, HBV, syphilis, etc)<br>スピロヘータ（レプトスピラ症，梅毒，回帰熱，ライム病），住血吸虫，性感染症（HIV，HBV，梅毒など） |

（文献 1 より）

**石金** なんかリッチな旅行だな…うらやましいぜ．とりあえず蚊の曝露はありそうだな．

**志水** 東南アジア渡航後の発熱ということであれば…奥義，弐喪爾琥巣（にーもにくす）！ Asian MDR-TBs である（表1）[1]！

**綿貫** このなかで蚊の曝露というと，マラリア，デング熱，チクングニア熱ですね．

**志水** 潜伏期が 1〜6 日であることから，マラリアの可能性はないだろう．

**石金** 淡水曝露はないし，ダニにも咬まれてないからレプトスピラ症やリケッチア症の可能性は，ちょっと低いよな．

**綿貫** やはりデング熱かチクングニア熱になりますかね….

意識レベルは清明．バイタルサインは体温 37.2℃，呼吸数 16 回/分，脈拍 92 回/分，血圧 132/84 mmHg．両側眼球結膜に充血を認める．全身に一部癒合するびまん性の紅丘疹を認め（図1），手

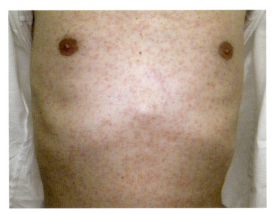

図1　本患者でみられた皮疹

掌・足底にもみられる．そのほか，身体所見に特記すべき所見はない．

**石金**　確かに，デング熱やチクングニア熱でみられるような皮疹だよなぁ．
**忽那**　早く，早くCRPの数値を…！
**綿貫**　（無視して）全身状態が妙に良い点だけが，デング熱やチクングニア熱に合わない気がしますが，概ね矛盾しないように思います．
**志水**　デング熱とすると，皮疹が出るのがやや早いな．一般的に熱が下がる5〜7日目に出てくることが多い．
**石金**　とにかく，デング熱に特徴的な白血球・血小板数の減少がないか，血液検査でみてみようぜ．

**血液検査**　RBC 506×10⁴/μL，Hb 16.0 g/dL，Ht 46.4%，WBC 4,940/μL，Plt 18.4×10⁴/μL，TP 7.8 g/dL，Alb 4.8 g/dL，BUN 12.9 mg/dL，Cr 1.08 mg/dL，AST 32 IU/L，ALT 39 IU/L，LDH 144 IU/L，γ-GT 45 IU/L，Na 145 mEq/L，K 4.2 mEq/L，Cl 106 mEq/L，CRP 1.12 mg/dL．

忽那　CRP 1.12 キターーー !!  これで CRP ポイントが 100 貯まったぞ…フッフッフ．

石金　お，おい，どうしたんだ急に…．買い物してる主婦みたいなこと言い出したぞ…．

綿貫　それよりも，白血球と血小板の減少ははっきりしないですね．デング熱の可能性は低いのでしょうか．

志水　デング熱・チクングニア熱ともに，発症して間もない時点では白血球・血小板数は正常であることも多い．まだ完全に否定できたわけではない．

**鑑別診断**

- デング熱
- チクングニア熱
- 二期梅毒
- 急性 HIV 感染症

石金　確定診断のための検査はどうする？

綿貫　梅毒は RPR (rapid plasma reagin) 法および TPHA (*T. pallidum* hemagglutination) 法，HIV は PCR (polymerase chain reaction) 法で測定ですね．デング熱とチクングニア熱は…どこで検査してもらえるでしょうか？

佐田　（腕をバタバタ振りながら）ホ，ホケンジョ！

石金　塾長がウグイスみたいな鳴き方してるぞ．うぐいす病ってことか？

志水　そうか，保健所に連絡するのだ！ **Point** 　専門機関で PCR や抗体検査をしてもらえるだろうッ！

**Point**

デング熱は迅速診断キットが保険収載されたが，限られた医療機関でしか検査できないのが現状である．また，血清型の同定には保健所を介して衛生研究所などの専門機関で検査をしてもらう必要がある．チクングニア熱については，保健所を介して衛生研究所で検査・診断してもらう以外には方法はない．この場合，疑い症例について保健所へ連絡し，検査によって確定された場合は 4 類感染症として届出を行うことになる．

> RPR，TPHAの結果はどちらも陰性であり，HIV-RNAもPCRでは検出されなかった．保健所を介して国立感染症研究所で行われたデング熱，チクングニア熱の検査でも遺伝子は検出されず，デング熱NS-1抗原およびIgM抗体，チクングニア熱IgM抗体も陰性であった．

石金　おいおい，陰性じゃねえか．手詰まりだな…．
志水　馬鹿な…．では一体なんだと言うのだ…．
綿貫　困りましたね…．
忽那　では仕方ない，あの力を解放するか…．
石金　忽那一号生がなんかブツブツ言ってるぞ．
綿貫　放っておきましょう．
忽那　説明しよう！ 忽那は診療した患者のCRP値が合計100に達するごとに，診断力が100倍になる"スーパーくつなックスX"に変身することができるのだ！
石金　スーパーくつなックスXだって！
綿貫　なんてダサい名前なんだ…！
忽那　うぉぉぉぉぉ!!

（まばゆい閃光とともに，金色に光る忽那が現れた！）

スーパーくつなックスX（以下，忽那X）　待たせたね．
志水　待たせたね，ではないッ！ なんだこの展開は！
石金　読者も困惑するだろうが！
忽那X　まぁまぁ，そう言いなさんな．この私，スーパーくつなックスXには一瞬で診断がついてしまうのだから．
綿貫　な，なんですって！
忽那X　どれどれ，病歴と身体所見は…．なるほど，デング熱やチクン

グニア熱に臨床像は似ているが，あまり重症感がなく，白血球・血小板減少もないのだね．さらに PCR や抗体検査でもデング熱とチクングニア熱は陰性，と…．わかったぞ，ジカ熱だな．

**石金** ジカ熱？

**綿貫** ！……確かに，デング熱に似た症状を呈する蚊媒介性の感染症でしたね．

**志水** しかし，タイではジカ熱の報告はないはずだが．

**忽那 X** 時には疫学を疑うことも大事だぜ．さっそく検査を依頼しよう．

---

国立感染症研究所にジカ熱の検査を追加で依頼したところ，ジカ熱IgM 抗体が陽性となり，ジカ熱と診断された．
患者は初診の数日後には解熱し，皮疹も消退した．

---

**最終診断** ジカ熱

**石金** すげえな…．なんでわかったんだ？

**忽那 X** スーパーくつなックス X に不可能はないのだッ！ …輸入感染症を考える際に「渡航地」「潜伏期」「曝露歴」の 3 つが重要であることは言うまでもないが，さらに「最新の流行状況」にも敏感でなければならない．確かにタイでジカ熱の報告はないが，実はここ数年，カナダとドイツにおいて，タイから帰国後にジカ熱と診断された症例が報告されているのだッ！

**志水** そうであったか．

**石金** でも，肝心のタイでジカ熱が報告されてないのは変じゃねえか？

**忽那 X** ジカ熱はデング熱と同じフラビウイルスであり，デング熱IgM 抗体が偽陽性になることが知られている．臨床像も似ているから，

第 16 話　時には疫学を疑え！　の巻

おそらくタイではデング熱と誤診されているのではないかというのが私の推測だッ！

綿貫　なるほど…．確かに，時には疫学を疑うことも大事なのですね．

忽那X　（ピコーン，ピコーン）おっと，そろそろくつな星に帰らなくては…．では諸君，また会おう！

石金　いや，お前コテコテの九州男児だろ！

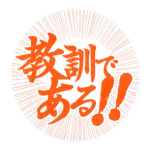

- 輸入感染症を考える際には渡航地・潜伏期・曝露歴の3つから考えよ！
- 熱帯・亜熱帯で感染しうる発熱・皮疹を呈する感染症には，デング熱，チクングニア熱，ジカ熱などがある．
- 時には疫学を疑うことも重要である！

### 解説　忽那一号生

　ジカ熱はジカウイルス（ZIKV）による感染症であり，近年新興感染症として注目を集めている．ウエストナイルウイルス，デングウイルス，日本脳炎ウイルスや黄熱ウイルスと同じフラビウイルス科に属し，ネッタイシマカやヒトスジシマカなどのヤブカ属が媒介する蚊媒介感染症である．2013年9月よりフランス領ポリネシアで始まったジカ熱の大流行は，ニューカレドニア，クック諸島にも波及し，感染者は3万人以上にも登ると推計されている．本邦でも2013年1月，2014年1

月にそれぞれフランス領ポリネシアからの輸入症例が報告されている[2].

ジカ熱の臨床症状はデング熱やチクングニア熱に類似しており，発熱，頭痛，関節痛，結膜充血，皮疹が高頻度で認められる．発熱はデング熱と比べて高くならないことも多く，臨床症状も全体的にデング熱より軽症である．PCRによるZIKV-RNAの検出，ペア血清によるIgM抗体検査や中和抗体検査など，血清学的に診断を行う．ただし，デングウイルス，黄熱ウイルス，日本脳炎ウイルス，マレーバレー脳炎ウイルスなどほかのフラビウイルスとの交差反応の報告があり，抗体検査での診断には注意が必要である．

ジカ熱もヒトスジシマカによって媒介されるため，日本国内での流行も懸念される[3]．早期診断し，発症者が国内で蚊に咬まれないように指導することが重要である．

**引用文献**
1) 志水太郎：診断戦略—診断力向上のためのアートとサイエンス，p 193，医学書院，2014
2) Kutsuna S, et al：Two cases of Zika fever imported from French Polynesia to Japan, December 2013 to January 2014. Euro Surveill **19**：pii 20683, 2014
3) 篠原　浩，他：タイ・サムイ島から帰国後にジカ熱と診断された日本人旅行者の1例．IASR **35**：243-244, 2014

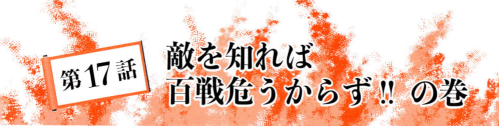
## 第17話 敵を知れば百戦危うからず!!の巻

34歳の女性．受診1週間前より，微熱と腹痛を自覚した．受診3日前には38℃の発熱があり近医内科を受診したところ，左下腹部に圧痛を認めたため，同日に他院産婦人科を紹介された．両側卵巣嚢腫を指摘され手術を勧められたが希望せず，セカンドオピニオン目的に当院産婦人科を受診した．この間，腹痛は増悪傾向であり，38℃の発熱も継続していた．

石金　女性の腹痛だな．スーパーくつなックスX（前話参照）でなくても，診断は余裕だぜ．

忽那　ほう…大した自信だな．もっとも，再びCRPポイントが貯まるまで俺は変身できないのだが…[1]．では，貴様の診断を言ってみろ．

石金　妊娠だーーー!!

志水　誌面の無駄使いはやめい！"妊娠可能な女性を診たら妊娠を疑え"というのは定石だが，断定するには早いぞ．

患者は独身で1人暮らしの歯科助手．常備薬の内服歴はなく，10年前に人工妊娠中絶歴あり．喫煙歴はなく，機会飲酒．アレルギー歴なし．本人は妊娠の可能性を否定している．

石金　妊娠じゃないのか…．

綿貫　たとえ本人が妊娠の可能性を否定していても，女性を診察する際には，月経歴などの確認も必要です．

> 最終月経は，受診3週間前から1週間．普段の月経周期は25日間，持続期間は約7日間で，普通量．月経不順はないが，タンポンの使用歴が頻繁にある．

**石金** タンポンか！ わかったぞ．
**忽那** よく考えずにすぐ飛びつくんじゃない，このアンポンタン．黄色ブドウ球菌の毒素による toxic shock syndrome（TSS）を疑ってるのが見え見えだ．
**綿貫** <u>TSSの一部はタンポンの使用歴と関連があると言われています</u>が，それだけでは診断できません． **Point**
**佐田** ニク…．
**忽那** 塾長，忙しすぎて飯を食えてないんですね．ほら石金，塾長は肉を食いたいんだってよ．早く買って来い．あっ，俺は焼きそばパンな．
**石金** パシらせんじゃねーよ．

> 最終性交渉歴は受診7カ月前で特定のパートナーがおり，避妊はしていない．国内・海外の渡航歴なし．鍼・歯科治療歴なし．シックコンタクトなし．動物接触歴なし．受診時のシステムレビューでは，腹痛・食欲低下以外に，悪寒を伴う発熱，倦怠感を認める．呼吸器症状・膀胱刺激症状は認めず，帯下の増加・悪臭など特記すべき異常所見も認めない．

**Point**

タンポンはナプキンと異なり，腟内に入れて使用するため，長時間の使用や不衛生な状態で使うと腟内で黄色ブドウ球菌が増殖し，その結果としてTSSのリスクが高まる．タンポンを使用する場合の注意事項は以下である．
- 手を洗い，清潔にしてから使用する．
- 長時間（8時間）を超えて使用しない．
- 月経が終わったら忘れずに取り出す．

佐田　ナマ….

忽那　塾長，急にどうしたんだ．確かに避妊はしてないようだが，その表現は医学書的にまずいんじゃねぇか．それにしても，婦人科疾患だとすると，帯下の増加・悪臭などがない点が引っかかるな．

志水　腹痛の鑑別は広範囲にわたる．特に急性期の腹痛では，病因別のTROP-I（Tear/Torsion：裂ける・捻じれる，Rupture：破れる，Obstruction：詰まる，Perforation/Penetration：穴があく・貫く，Inflammation：炎症）と解剖学的アプローチ，この2つのフレームワークを重ねて使うとよい[2]．

> 意識レベルは清明．全身状態はやや不良．身長 150 cm，体重 45 kg．バイタルサインは体温 38.1℃，呼吸数 18 回/分，脈拍 80 回/分・整，血圧 116/58 mmHg，$SpO_2$ 98％（室内気）．身体所見では左下腹部に圧痛・反跳痛を認める．婦人科医の内診では，子宮は鶏卵大・前傾前屈，頸部可動痛あり，両側の付属器を触知し，圧痛を認める．

石金　反跳痛が認められるから，炎症は腹膜に波及してそうだな．腹痛に悪寒を伴う発熱か….少なくとも，ただの卵巣嚢腫とは臨床像が違うな．

綿貫　少なくとも婦人科の内診所見から，何らかの原因で女性付属器に炎症があるのは間違いなさそうです．特に女性の腹痛は鑑別診断が多岐にわたるので注意が必要ですが，腹痛＋発熱という点から，部位別の鑑別疾患としては，以下のものが考えられます．続けて検査を進めていきましょう．

### 鑑別診断

1) 腸管
  ・右上腹部：腸炎，憩室炎
  ・右下腹部：腸炎，憩室炎，虫垂炎，炎症性腸疾患
  ・左下腹部：腸炎，憩室炎，炎症性腸疾患

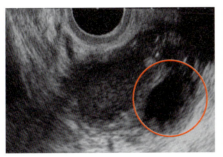

図1 経腟超音波画像
拡張した卵管を認める.

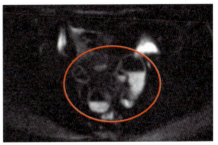

図2 骨盤部造影MRI検査（拡散強調画像）
拡張した卵管と，卵管内に液体貯留を認める.

2）肝・胆・膵
- **右上腹部**：肝周囲炎，胆囊炎，胆管炎
- **左上腹部**：膵炎

3）**腎臓：腎盂腎炎**

4）**婦人科領域**
- **右上腹部**：骨盤内炎症性疾患（pelvic inflammatory disease：PID）
- **右下腹部**：PID，異所性妊娠
- **左下腹部**：PID，異所性妊娠

血液検査所見は，Hb 12.7 g/dL, WBC 14,400/μL, Plt 27.3×$10^4$/μL, Glu 98 mg/dL, BUN 9.5 mg/dL, Cr 0.53 mg/dL, T-Bil 0.3 mg/dL, AST 16 IU/L, ALT 6 IU/L, LDH 181 IU/L, ALP 154 IU/L, γ-GT 23 IU/L, CK 80 mg/dL, Na 138 mEq/L, K 4.3 mEq/L, Cl 103 mEq/L, CRP 30.1 mg/dL, PT-INR 1.15, APTT 40.8秒，HBs抗原（−），HCV抗体（−），HIVスクリーニング検査（−）．尿検査では，妊娠反応（−），蛋白（−），糖（−），潜血（−），白血球（±），NIT（−）．

腹部単純X線写真，心電図では異常所見なし．頭部単純CT検査では異常なし．経腟超音波検査で両側の卵管に2 cmの卵管拡張がみられ，液体貯留を認める（図1）．骨盤部造影MRI検査でも両側卵管拡張がみられ，両側卵管周囲・卵巣に炎症の波及を認める（図2）．

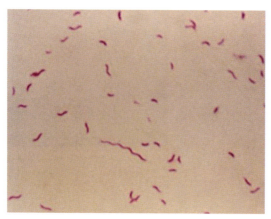

**図3　血液培養からのグラム染色像**
カモメが飛んでいるような所見が特徴的.

忽那　ほほう，CRPが30.1か！　まぁ，デング熱ではなさそうだな．
石金　昨年のこの時期にデング熱が流行したからって，またデング熱を疑っていたのか….
綿貫　臨床経過と画像から，診断としてはPIDの1つである両側卵管膿瘍と考えられます．後は，起因菌ですね．

> 病原微生物として，腸内細菌などのグラム陰性桿菌，嫌気性菌，淋菌，*Chlamydia trachomatis* などが考えられた．血液培養2セット・尿培養・腟分泌物培養の採取後，セフォタキシム，クリンダマイシン，ミノサイクリンを開始した．手術適応も考慮したが，妊孕性温存の希望があり，まずは保存的加療を行うこととした．治療開始後3日目に腹痛は改善傾向となり，解熱した．第4病日に血液培養が陽性となった（図3）．

忽那　！　こ，これは…！　ぬおーーー!!　珍しい！　珍しいぞ！
石金　おい，何か1人でテンション上がってるぞ．
忽那　そうとも，テンションMAXだ！　このグラム染色像，まるでカ

モメが空を飛んでいるように見えないか⁉ 見えるよな！ これは "gull-wing" といって，*Campylobacter* 属が強く疑われる[3]！ そしてこいつは *fetus* だ！

**綿貫** …少しウザいくらいの熱さですが，これくらいの情熱をもって診療にあたることも，時には必要かもしれませんね．

**石金** ところで，何なんだフェッツって．○ッテの新しいガムか？

**志水** 阿呆，"フェッツ" ではなく "フィータス" だ．

**忽那** ヒトに感染する主な *Campylobacter* 属としては，腸炎を起こす *Campylobacter jejuni* と，いわゆる "腸熱" を起こす *Campylobacter fetus* の２つがある！ 今回は下痢症状がなく血液培養が陽性になっていることから，おそらく *fetus* だろう！

**石金** そ，そうか，わかったぜ．で，治療はどうするんだ．

**忽那** もちろん治療も大事だが，その前にすべき問診と検査がある！ 肉は食べたか⁉ 特に生だ！ それと心を見よ！

**綿貫** 興奮しすぎているようですので解説しますと，*C. fetus* は感染源として生肉を中心とした食事歴を確認すること，また感染性心内膜炎を起こすことがあるので心エコー検査を行う必要がある，ということです．

**志水** そうか，塾長の「ニク」「ナマ」とはそのことだったのだな．

> 詳細な食事歴を確認すると，肉が大好物で週１回は肉を外食していた．特に生肉が好きで，今回も症状発現１週間前に生肉を喫食していた．経胸壁心エコー検査では僧帽弁に直径約 7 mm の疣贅を認め（図4），さらに遺伝子検査にて最終的に *Campylobacter fetus* が同定された．

**石金** おぉ，予想どおり生肉の喫食歴あり，しかも感染性心内膜炎も合併していたんだな！

**忽那** 敵を知れば百戦危うからず！ 病原微生物の特徴を知っておけば臨床に活かすことができるのだ！ 情熱をもって診療するんだ！

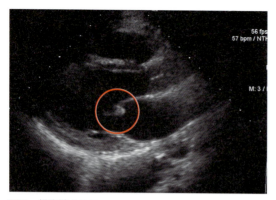

**図 4 経胸壁心エコー**
僧帽弁に直径 7 mm 大の疣贅を認める．

感染性心内膜炎などの重症感染の場合は，セフォタキシムでは治療失敗例の報告もあるので，セフォタキシムとクリンダマイシンは中止としメロペネムを開始した．治療開始後の画像所見で卵管の拡張は改善し，弁の破壊や疣贅の増大も認めず，合計 8 週間の治療により治癒した．

## 最終診断

### *Campylobacter fetus* による感染性心内膜炎，卵管膿瘍

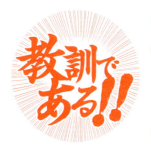

- 食事歴も忘れず聴取せよ！
- *Campylobacter* 属のグラム染色像の特徴は，gull-wing（カモメが飛んでいる姿）である．
- 病原微生物の特徴を知ることで，臨床に活かすことができる．
- 診療には時として情熱が必要である．

## 解説　石金二号生

　*Campylobacter* はスピロヘータ科に属するグラム陰性らせん菌で，極単毛性でコルク栓抜き様の運動性を示し，微好気性条件下で生育する．人畜共通感染症（zoonosis）であり，家畜・野生動物の腸管にも感染する．名前はギリシャ語の "camplos"（曲がった），"baaktron"（棒）に由来する．ヒトに感染性があるのは，腸管感染症を起こす *C. jejuni* と，血流感染症を起こす *C. fetus* が主である．*C. fetus* は血管親和性が高く，感染動脈瘤，血栓性静脈炎，感染性心内膜炎などを起こす．表面を覆っている surface layer protein (SLP) が抗原性に大きく関与し，血流感染を起こしやすいとされる．危険因子としては，肝障害，アルコール依存症，高齢者，糖尿病，悪性腫瘍，ステロイドなどによる免疫不全が考えられるが，免疫正常者でも発症の報告がある．

　*C. fetus* による感染性心内膜炎 30 例のレビューでは，男性が 70％，60％ が心臓に何らかの基礎疾患があり，感染した弁は大動脈弁が 17 例と最多であった[4]．治療は有効な抗菌薬を 4〜6 週間投与とされ，手術療法は必ずしも必要としない．

主な感染経路は経口感染だが，性行為による感染症の可能性も指摘されている．本症例は，性行為が直前になかったことから経口感染の後に感染性心内膜炎・卵管膿瘍を併発した，もしくは感染性心内膜炎から二次的に卵管膿瘍を起こした可能性が考えられた．なお，*C. fetus* による卵管膿瘍の報告は限られている．

　21 例の *C. fetus* 菌血症の予後を分析した報告では，死亡した 5 例ではペニシリン系抗菌薬で治療が開始されており，カルバペネム系抗菌薬で治療を開始した症例は感染性大動脈瘤合併例も含めて全例が治癒していた[5]．また，第 3 世代セファロスポリン系抗菌薬は抗菌力がペニシリン系抗菌薬やカルバペネム系抗菌薬と比較して低く，治療失敗例が複数例報告されている．なお，カルバペネム系抗菌薬に対して耐性をもつ *C. fetus* の報告例もあるが，治療に失敗したという報告はない．したがって，*C. fetus* 菌血症の治療としてペニシリン系や第 3 世代セファロスポリン系抗菌薬も有効ではあるが，特に本症例のように感染性心内膜炎などの重症感染症の場合は，カルバペネム系抗菌薬が第一選択薬となりうる．

### 引用文献

1) 佐田竜一，他：魁!! 診断塾―時には疫学を疑え！ の巻．medicina **52**：1392-1396, 2015（本書第 16 話）
2) 志水太郎：診断戦略―診断力向上のためのアートとサイエンス，pp 211-214, 医学書院, 2014
3) 忽那賢志：症例から学ぶ輸入感染症 A to Z, p 164, 中外医学社，2015
4) Wallet F, et al：A case of mitral endocarditis due to Campylobacter fetus subsp. Fetus. Jpn J Infect Dis **60**：200-201, 2007
5) Gazaigne L, et al：Campylobacter fetus bloodstream infection；Risk factors and clinical features. Eur J Clin Microbiol Infect Dis **27**：185-189, 2008

# 第18話 かくれんぼを終わらせろ！の巻

> 81歳の男性．当院を受診する2カ月前，発熱と呼吸困難を主訴に前医を受診したところ，肺炎と診断された．セフカペンピボキシルが処方されたものの，症状が持続したため，前医へ入院となった．入院後，抗菌薬はセフトリアキソンへ変更された．治療開始から2週間を経ても症状は改善しなかったが，増悪もしなかったため，在宅酸素療法（安静時3 L/分）を導入し，退院となった．その後，自覚症状は自然経過で改善したため，在宅酸素療法は家族の判断で中止した．
>
> しかし，来院6日前より再度37℃台の微熱，咳嗽，呼吸困難が出現した．4日前に前医を受診しファロペネムが処方されたが，症状の改善はなかった．来院当日に前医を再診したところ，呼吸困難とSpO$_2$の低下（室内気で77%）を認めたため，当院へ救急搬送された．

石金　肺炎だろ！

志水　待てい．一般的な細菌性肺炎としては経過が長すぎる． **Point**

綿貫　"……！"

忽那　どうした，綿貫教官？

綿貫　"咽頭痛があって声が出ないのです…．"

忽那　そういえば，前にもそんなことがあったな[1]．今度こそ性感染症（STI）じゃないのか？　良い新宿のクリニックを紹介するぞ．

綿貫　"遠慮しておきます．…毎度で恐縮ですが，私の代わりにうちの二番弟子を連れてきました．"

### Point

原則として，細菌性肺炎の治療経過は，日を追うごとに明確に良くなるか，悪くなるかのいずれかである．本症例のように，治療開始から2週間を経ても症状が改善も増悪もしないというのは非常に非典型であり，細菌性肺炎以外の病態を考えるべきである．

**一号生　福島 一彰**
「診断は残酷だから」が口癖の診断塾若手の一人．流しの内科レジデント．

**福島**　広域抗菌薬の効果に乏しいことから，感染症としては肺結核が懸念されます．そのほか，過敏性肺臓炎，器質化肺炎や肺の腫瘍性病変などの非感染性呼吸器疾患も鑑別に挙げるべきでしょう．

> 既往歴に2型糖尿病，肺気腫がある．5年前に胃癌に対して，腹腔鏡補助下噴門側胃切除術を行った．術後1カ月目に脾動脈破裂を起こし，脾動脈塞栓術を行った．
> また，8カ月前に発熱，食思不振，呼吸困難があり，当院へ入院していた．その際，嘔吐のエピソードがあり，CTで両下葉背側に浸潤影を認めたことから，誤嚥性肺炎の診断でアンピシリン/スルバクタムによる治療を開始した．喀痰や血液培養から有意な細菌は検出されなかった．呼吸状態は徐々に改善したものの，意識障害が出現した．髄液検査で単核球優位の細胞数上昇と蛋白上昇を認めたため，無菌性髄膜炎としてアシクロビルによる治療が追加された．なお，髄液のHSV-PCRは陰性であった．血液検査で汎血球減少が認められたため，骨髄検査を実施したが，有意な所見は認められなかった．2カ月の入院治療後に退院となり，血球減少に関しては外来で経過観察となった．
> その後も，今回のエピソード以前に2回，発熱，食思不振，呼吸困難症状に対して抗菌薬治療が行われていた．
> 常用薬は，肺気腫に対してチオトロピウムの吸入薬を使用しており，ほかにもナプロキセン，葉酸，プロスルチアミンを内服していた．糖尿病に対しては，眠前にインスリングラルギン（持効型インスリン）と毎食前にインスリングルリジン（超速効型インスリン）を使用していた．
> ADLは自立しており，1年前までゴルフコースを妻と一緒に回るほどであった．現在は禁煙しているが，1年前までは40本/日×50年の喫煙歴があった．飲酒は1日にビールをコップ1杯程度．アレルギーや家族歴に特記事項はなし．動物接触歴，ペット飼育歴もない．

石金　肺炎様の症状が過去に3回あるわけか….こうしてまとめてみると,8カ月近くの経過ってことだよな.高齢だし,やはり嚥下機能低下による誤嚥性肺炎を繰り返しているんじゃないか？

忽那　相変わらず単純だな.

佐田　"隠レンボ"デアル！

石金　塾長,いい歳なのに,かくれんぼしたいの？

福島　確かに,一連の経過は何かしらの病態が表在化しては消えることを繰り返しているだけなのかもしれませんね.そういえば以前,うちの感染症の柳澤如樹師匠が『むしろ,"らしくない"所見にこだわることが大切だ』と言っていました.今回の症例,肺炎らしくなさそうですね….

意識レベルはGlasgow Come Scale：E4 V5 M6.来院時のバイタルサインは体温38.1℃,呼吸数24回/分,脈拍89回/分,血圧128/61 mmHg,$SpO_2$ 77%（室内気）であった.身体所見では,頭頸部診察で頸静脈怒張は認められず,表在リンパ節も触知しなかった.両下肺野でcoarse crackleと,努力呼気時に両側でwheezeを聴取した.心音は異常なし.そのほか,腹部,四肢に特に異常はなく,皮疹は認められなかった.

初診時の血液検査は,Hb 10.3 g/dL,WBC 2,600/$\mu$L（好中球52%,好酸球1%,単球15%,リンパ球30%）,Plt 8.6×$10^4$/$\mu$L,Glu 185 mg/dL,HbA1c 6.6%,TP 6.1 g/dL,Alb 2.9 g/dL,BUN 27.0 mg/dL,Cr 1.07 mg/dL,T-Bil 0.4 mg/dL,AST 183 IU/L,ALT 77 IU/L,LDH 1,467 IU/L,ALP 272 IU/L,Na 145 mEq/L,K 4.2 mEq/L,Cl 113 mEq/L,Ca 8.0 mg/dL,CRP 3.96 mg/dLであった.尿検査では蛋白3+であったが,潜血,白血球や亜硝酸は認めなかった.血液ガス検査（酸素3 L）は,pH 7.41,$PaO_2$ 75 mmHg,$PaCO_2$ 30 mmHg,$HCO_3^-$ 20 mmol/L,Lac 2.0 mmol/Lであった.胸部単純X線では両下肺野の浸潤影を認め,左の肋骨横隔膜角は鈍,心胸郭比は49%であった.

胸部単純CTでは,両側上葉主体の肺気腫所見,両肺に散在するすりガラス状陰影,両側下葉背側の浸潤影を認めた.また,腹部単純CTでは胃に噴門側胃切除後,脾動脈塞栓術後の変化を認めた.さらに右副腎に小さな結節性病変を認め,副腎腺腫が考えられた（図1）.

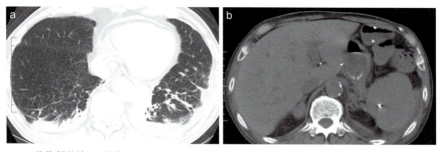

図1 胸腹部単純CT画像
a：両下葉背側の浸潤影と右下葉にすりガラス状陰影を認める．b：右副腎に結節影あり．胃は術後縫合痕が認められる．脾臓内に過去のコイルが写っている．

石金　やっぱり肺炎か，心不全じゃないか？　また今回も，そのうち良くなるんじゃないの？
忽那　副腎の所見は…本当に腺腫なのか？
福島　CTで腺腫と評価するのは早急かもしれませんね．後でMRIを検討してみましょう．
佐田　"隠レンボ"デアル！
石金　塾長，本当にかくれんぼ好きなんだな…．

誤嚥性肺炎の疑いで，ピペラシリン/タゾバクタムの投与を開始した．しかし，発熱や呼吸状態に改善はなく，症状は増悪した．胸部単純X線で胸水貯留を認め，誤嚥性肺炎にうっ血性心不全が合併したと考え，high-flow nasal canula（HFNC）の使用を開始した．入院4日目に傾眠，見当識障害を認め，従命不可となった．血液検査は，Hb 10.2 g/dL，WBC 2,600/μL（好中球53％，好酸球1％，単球20％，リンパ球24％），Plt $5.7 \times 10^4$/μL，LDH 1,861 IU/L，フェリチン 1,456 ng/mL，可溶性IL-2レセプター（sIL2-R）1,960 U/mLであった．また，副腎機能低下は認められなかった．
入院5日目に強直間代性痙攣を認めたことから，頭部CTと腰椎穿刺を実施した．頭部CTでは器質的な異常所見を認めなかった．髄液検査は，細胞数 22/μL（多核球 4/μL，単核球 18/μL），蛋白 216.0 mg/dL，糖 35 mg/dLであった．無菌性髄膜炎を疑い，抗菌薬をメロペネム，シプロフロキサシン，アシクロビルに変更し

た．髄液グラム染色，培養検査で有意な細菌は検出されず，ヒト単純ヘルペスウイルス PCR も陰性であった．髄液細胞診で悪性細胞を認めなかった．

**志水** むぅ…，オヤジ（天阿仁威老師）の名言を忘れてはならん．"LDH never lies"[2] !!

**石金** LDH 上昇時には悪性リンパ腫などを疑え，ってヤツだな．確かに細菌性肺炎の経過としては合わないし，汎血球減少からも悪性リンパ腫の可能性が高いな！

**福島** 血球貪食症候群も鑑別疾患に挙がりますね．悪性リンパ腫の診断には病変部位から生検を行い，病理的な診断を行う必要があります．さて，どこから生検しますか…．画像検査で，有意なリンパ節腫脹や経気管支的肺生検に適した部位があるかどうかですが，呼吸状態も不良であることから，気管支鏡検査は困難かもしれません．血管内リンパ腫（intravascular lymphoma：IVL）も鑑別に挙がるため，骨髄穿刺とランダム皮膚生検が必要かもしれませんね．

**鑑別診断**

- 悪性リンパ腫
- 血管内リンパ腫
- 血球貪食症候群

臨床所見から血球貪食症候群を疑い骨髄検査を実施したが，血球貪食像や異型細胞などは認められなかった．繰り返す発熱，呼吸不全，汎血球減少，意識障害，高 LDH 血症が認められたこと，画像所見で有意なリンパ節腫脹がないことから，IVL の可能性を考え，入院 14 日目にランダム皮膚生検を行った．

皮膚生検組織の病理検査（図2）では，皮下脂肪織内の血管内に大型で核異型を伴う CD20 陽性リンパ球が充満している像が認められた．血管壁外にも小型リンパ球の浸潤を認め，これらの大部分は CD3 陽性，CD20 陰性，TIA-1 陽性であった．血管内に貯留する

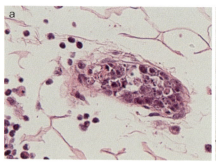 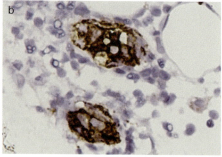

図2 皮膚生検の病理組織像（a：HE 染色，b：CD20 免疫染色）
血管内に CD20 陽性の異型を伴う大きなリンパ球がみられ，血管外にも好中球やリンパ球の浸潤を認める．

> B 細胞性の異型リンパ球と血管周囲に細胞傷害性 T 細胞の浸潤を伴った組織像から，鑑別診断としては IVL が第一に考えられるものの，非典型的であり，診断困難と判断された．
> 抗菌薬はメロペネム，シプロフロキサシンを継続し，うっ血性心不全に対しては利尿薬による治療を追加した．その後，呼吸状態は徐々に改善し，入院 23 日目に HFNC を離脱した．意識障害も徐々に回復し，リハビリテーションにより自立歩行可能なまでに ADL は回復した．入院 50 日目の血液検査では，Hb 8.8 g/dL，WBC 3,300/μL，Plt $10.5 \times 10^4$/μL まで血球は回復し，LDH も 216 IU/L へと低下したため，入院 53 日目に自宅へ退院となった．

石金　一件落着だな．めでたし，めでたし．
佐田　"隠レンボ"ダト言ッテオルダロウガ!! 何度言ワセルカ，コノ馬鹿者!!
石金　ひっ，ひぃっ！
志水　"かくれんぼ"の意味をよく考えろ．原因を見つけなければ終わらない．いつまでも繰り返すことになるぞ．
忽那　何か見落としがないか，もう一度，病理部門とよく話し合う必要があるな．
佐田　PPP ハ高イ．
石金　PPP？ 何それおいしいの？

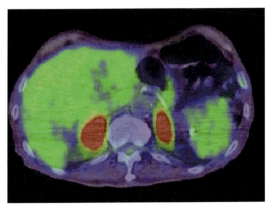

**図3 腹部FDG-PET-CT画像**
両側副腎に高度の集積を認める．

福島　！もしかして，それは國松和尚が提唱している…

**和尚　國松 淳和**
臓器不定の修羅の道を突き進む開拓者．"不明""不定"がつくものに目がない．

國松　呼んだ？ 呼んだよね？ 最近の不明熱診療ではPETが乱用される傾向にありますが，pre-PET probability（PPP），つまり検査施行前の事前確率を考えて使用することが大切です．まあ，ここまでくればPPPは高いに決まってるわけで，次に狙うべきところはPET-CTを見てから考えましょう． **Point**

退院後にFDG-PET-CT検査を施行したところ，両側副腎に集積を認めた（図3）．

**Point**
PET-CTの良い適応としては，原発不明癌や，ほかの画像検査では病期診断が困難な悪性リンパ腫が挙げられる．本症例ではCTで生検可能なリンパ節は確認されず，血管内リンパ腫を想起してランダム皮膚生検が施行されたものの，非典型と評価され，悪性リンパ腫の確定診断にはいたらなかった．このような状況では原発巣の同定目的でPET-CTを行う臨床的意義は高いと考えられる．

第18話　かくれんぼを終わらせろ！の巻

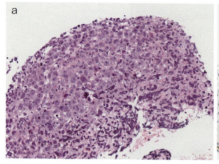
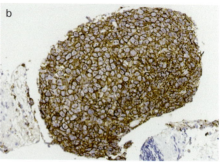

**図4 右副腎の病理組織像（a：HE染色，b：CD20免疫染色）**
CD20陽性の核異型を伴う大型のリンパ球が多数認められる．

右副腎のCTガイド下生検を行った結果，病理組織学的にびまん性大細胞型B細胞リンパ腫（diffuse large B cell lymphoma：DLBCL）と診断した（図4）．副腎機能が保たれていたことに加え，皮下脂肪織の血管内に異型を伴うCD20陽性リンパ球を認めたことから，血管内大細胞型B細胞リンパ腫（intravascular large B cell lymphoma：IVLBCL）と診断した．

佐田　"見ーツケタ"デアル!!
志水　長いかくれんぼが終わったな….

**最終診断**　**両側副腎に腫瘤形成を伴ったIVLBCL**

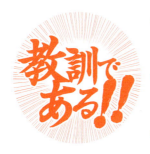

- 胸部異常陰影のない呼吸不全ではIVLを考慮せよ！
- "LDH never lies"！ LDH異常高値では血液悪性腫瘍を疑え！
- "らしくない"所見にはこだわるべし！

### 解説　福島一号生，綿貫教官

　IVLは，大型のリンパ腫細胞が小血管内に集簇して認められ，一般的にリンパ節腫脹や腫瘤形成を伴わないことが特徴とされる[3]．稀な疾患の1つであり，頻度は100万人に1人未満と言われている．2008年の世界保健機関（WHO）が発表した分類において，IVLBCLはDLBCLの一亜型と定義された[4]．平均年齢は67歳で，男女比に違いは見られない[5]．症状としては，発熱や全身倦怠感といった全身症状に加え，小血管の塞栓を引き起こすため，呼吸困難や中枢神経症状，皮疹など，多彩な症状を呈することが知られている[6]．

　血液検査では，血球減少，LDH上昇，低アルブミン血症，赤沈亢進，CRP上昇，sIL-2R上昇を認めると報告されている[7]．診断は浸潤臓器の生検により確定するが，表在リンパ節の腫脹などの生検可能な病変を認めない場合が多く，診断に苦慮する場合が多い．生検に適した部位がない場合は，ランダム皮膚生検が有用であると報告されている[8]．

　悪性リンパ腫ではリンパ節外病変の3%程度に内分泌臓器への浸潤が認められ，副腎原発DLBCLも稀ながら報告されている．発熱，全身倦怠感などの症状に加え，副腎の90%以上を病変が侵す場合は，副腎不全を生じる場合がある[9]．

　本症例では，副腎不全を認めない状態で意識障害と呼吸不全

を認めたことや，皮膚生検でIVLBCLを示唆する所見を認めたことから，副腎原発のDLBCLではなく，副腎に腫瘍を形成したIVLBCLと診断した．本症例のように両側副腎のみに病変を認めたIVLBCLの報告は稀であり，本邦ではこれまで6例が報告されている[10]．

FDG-PET-CTの有効性に関しては，肺や腎臓に集積を認め，集積を認めた部位の生検によりIVLBCLと診断された例が報告されている[11,12]．本症例のように，両側副腎にFDG-PET-CTで集積を認め，IVLBCLの診断に至った報告は，筆者が検索した範囲内では認められなかった．

不明熱の原因精査では，画像検査を繰り返すことや，FDG-PET-CTといったmodalityを変えた検査を行うことによって，病変部位を特定することができる可能性がある．

**引用文献**

1) 佐田竜一，他：魁‼ 診断塾―Emergency‼ の巻．medicina **52**：780-784, 2015（本書第13話）
2) Nemoto T, et al：Ldh Never Lies. Society of Hospital Medicine Annual Meeting, 2014 http://www.shmabstracts.com/abstract/ldh-never-lies/
3) Zuckerman D, et al：Intravascular lymphoma；The oncologist's "great imitator". Oncologist **11**：496-502, 2006
4) Nakamura S, et al：Intravascular large B-cell lymphoma. Swerdlow SH, et al (ed)：WHO Classification of Tumours of Haematopoietic and Lymphoid Tissues (4th ed), pp 252-253, WHO, 2008
5) Murase T, et al：Intravascular large B-cell lymphoma (IVLBCL)；A clinicopathologic study of 96 cases with special reference to the immunophenotypic heterogeneity of CD5. Blood **109**：478-485, 2007
6) Ferreri AJ, et al：Intravascular lymphoma；Clinical presentation, natural history, management and prognostic factors in a series of 38 cases, with special emphasis on the 'cutaneous variant'. Br J Haematol **127**：173-183, 2004
7) Ponzoni M, Ferreri AJ：Intravascular lymphoma；A neoplasm of 'homeless' lymphocytes? Hematol Oncol **24**：105-112, 2006
8) Matsue K, et al：Random skin biopsy and bone marrow biopsy for diagnosis of intravascular large B cell lymphoma. Ann Hematol **90**：417-421, 2011
9) Rashidi A, Fisher SI：Primary adrenal lymphoma；A systematic review. Ann Hematol **92**：1583-1593, 2013
10) Fukushima A, et al：Primary bilateral adrenal intravascular large B-cell lymphoma associated with adrenal failure. Intern Med **42**：609-614, 2003

11) Kitanaka A, et al：Intravascular large B-cell lymphoma with FDG accumulation in the lung lacking CT/(67) gallium scintigraphy abnormality. Hematol Oncol **27**：46-49, 2009
12) Miura Y, Tsudo M：Fluorodeoxyglucose-PET/CT for diagnosis of intravascular large B-cell lymphoma. Mayo Clin Proc **85**：e56-57, 2010

# 俺と疫学

石金 正裕

　疫学とは，人間の集団を対象として，健康や疾病に関する状況を記述するとともに，要因を解明することにより，健康増進と疾病予防を目指す科学である．語源はギリシャ語の「epidemiologia」に由来し，「epi（上に）＋demos（人々）＋logia（学）」という言葉の組み合わせに成り立つ．人々の上に覆いかぶさる（多発する）事象に関する学問である．また，中国語では「流行病学」と表現する．つまり，「印象」「感覚」「疑問」といった「目に見えないもの」を，自分以外の人にも客観的に見える形（数値化）にする学問である．これは医学に限ったことではなく，統計学，心理学，経済学，人類学，感染症学，微生物学，病理学，社会科学，免疫学など多様な領域と関連する．

　バリバリの臨床医になりたいと思っていた学生時代，俺は公衆衛生学分野に位置づけられる疫学は，臨床と無縁のものと考えていた．だが，その考えは誤りであった．

　例えば，3人の腸チフス患者を診療しているとしよう．患者1人ひとりの診療自体は，適切に検査・治療（抗菌薬など）することで問題なく行える．だが，これで終わらせてよいのだろうか．この3人に共通した背景がないかを考えてみよう．共通した渡航歴や，あるいは飲食物かもしれない[1]．それを明らかにし，介入することで，集団発生した腸チフスの原因を究明・コントロールし，将来の集団発生を予防することができる．

　このように，1人ひとりの患者からズームアウトして，今起きている事象を観察し，共通事項を究明・介入するのが疫学である．つまり，臨床は「個人」，疫学は「集団」と，両者は視点が異なるだけで，無縁どころか深く結びついているのである．そして，この疫学という新たな"視点"の素晴らしさを知り，俺はその道に進むことを選んだ．

　では，いつ頃「疫学」を学ぶべきか．初期研修を終えた直後がよいだろうか．俺はその考えには反対である．初期研修終了後，少なくとも3～4年（卒後5～6年）は臨床に集中することを勧める．最低5年間は臨床に従事し，個人を対象と

する視点を身につけるのである．その過程で，俺のように集団を対象とした視点をもつ重要性にも気がつくはずだ．まずは疫学の重要性，つまり必要性を認識しなければ，その後に学んだことの吸収力も格段と下がってしまう．

　どうだ，読者諸氏も「疫学」の視点を習得し，新たな世界を見いだしてみないか．

**文献**
1) 佐田竜一，他：魁!! 診断塾―木を見て森も見よ！ の巻．medicina 52：381-385, 2015（本書第11話）

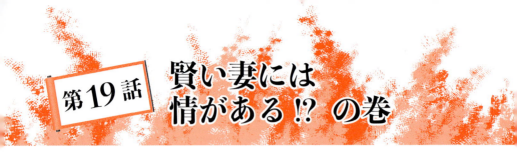

# 第19話 賢い妻には情がある!? の巻

ADLは全介助で，会話可能，デイサービス利用中の80歳女性．数年前から慢性的な下痢があった．来院前日，日中は普段どおりだったが，17時に37.5℃の微熱を認めた．その後，来院当日には11時に38.0℃まで上昇し，$SpO_2$は91%に低下した．往診医にてセフトリアキソン2gを投与されたが解熱しないため，救急外来を受診した．

**既往歴** 14年前：胃癌にて胃全摘，9年前：前壁中隔心筋梗塞，右中大脳動脈梗塞，2年前：左中大脳動脈梗塞，PTEG (percutaneous transesophageal gastro-tubing) 留置．そのほか心房細動・糖尿病・高血圧・脂質異常症・甲状腺機能低下症にて外来通院中．

**生活歴** 長女と2人暮らし，ADL全介助．食事は白湯400 mL＋エンシュア®500 mLを1日2回．アレルギー歴なし，飲酒・喫煙なし．

**システムレビュー** （＋）：発熱，慢性的な軟便（数年前から）．（－）：悪寒，戦慄，頭痛，咽頭痛，咳，痰，胸痛，呼吸苦，嘔気，嘔吐，腹痛，排尿時痛．

石金　やっぱ誤嚥性肺炎だろ？　…と思わせて，別の疾患なんだろ！
志水　待てぃ！　バイアスの罠に引っかかるでない！　バイアスにはさまざまあるが，貴様はすでにカンファレンスバイアスにかかっているぞ！ **Point**
綿貫　頻度の軸から考えると，脳梗塞の既往があり，経管栄養中の高齢者が発熱をきたしたら，やはり細菌感染症，特に肺炎・尿路感染・皮膚

**Point**
「症例カンファレンスに呈示されるような症例だから，稀なことが起こっているのではないか」と判断してしまい，common diseasesの検査前確率を見誤ってしまう一種の認知バイアスである．

軟部組織感染症ではないでしょうか[1]．そのうえ SpO₂ 低下となれば…やはり肺炎ですかね？

**忽那** 確かに．けど，そんな簡単にいかないのが診断塾なんだよなぁ…．

> **内服** 塩化ナトリウム 4 g，フロセミド 20 mg，アマンタジン 50 mg，ジゴキシン 0.125 mg，ビソプロロール 1.25 mg，エナラプリル 2.5 mg，レボチロキシン Na 50 μg，ワルファリン K 1.5 mg，ファモチジン 10 mg，Mg(OH)₂ 7.2% 6 mL．
> **身体所見** Glasgow Come Scale：E4 V5 M6，体温 38.0℃，呼吸数 24 回/分，脈拍 102/分・不整，血圧 110/69 mmHg．SpO₂ 91%（室内気）．右半身麻痺あり，車椅子使用中．
> 全身：貧血・黄疸なし．頭頸部：左頸部の PTEG 挿入部に発赤なし・リンパ節腫脹なし．胸部：右呼吸音はやや減弱し，右下肺で coarse crackles 聴取．心音：S1（→）S2（→）S3（−）S4（−），心雑音なし．腹部：平坦・軟，圧痛なし，腸蠕動音は整，CVA（肋骨脊柱角）叩打痛/脊椎叩打痛なし．皮疹/浮腫なし．ツルゴールはやや低下．直腸診では明らかな黒色・血便なく，茶色の泥状便あり．

**佐田** クスリハリスク…Zzz…

**石金** 塾長，フリスク®がどうした？ 眠いのか？

**忽那** 10 種類も内服しているとは，polypharmacy だなぁ…．これは関西の雄・キタカズの得意分野か[2]？

**綿貫** 確かに注意が必要な部分です．急性の病態に併せて重篤な電解質異常・腎障害などの合併症を起こしやすいですね．降圧薬や利尿薬，便秘薬も内服中ですから，ナトリウムやカリウム，そしてマグネシウムなどの電解質異常には注意すべきです．ジゴキシンなどは最近死亡リスクを上げうる薬剤として認知されつつありますし[3,4]，この診療を機に，いくつかの薬剤を整理してもよいでしょうね．

**石金** けど身体所見でみても，やっぱ急性肺炎は間違いなさそうな気がするな．すわ，レジオネラか⁉

**志水** 施設利用者だから循環式風呂の利用があるだろう．レジオネラ症

は鑑別には挙げるべきだな[5]．**Point** 温泉曝露のみならず，ほかの施設利用者で同じ症状を起こした人がいないか聞いたほうがいい．

忽那　電解質や腎機能を含めた採血と，尿検査・X 線・心電図などをオーダーするか．あとは何と言っても喀痰のグラム染色だ！　なんだか今日は早く解決しそうな雰囲気だな．この後，飲みにでも行くか？

---

**追加問診**　施設内で同様症状の者はなく，子どもとの接触・シックコンタクトはなし．
**検査所見**　血液検査では Hb 14.6 g/dL，WBC 9,000/μL，Plt 19.6×10$^4$/μL，Glu 143 mg/dL，TP 2.4 g/dL，Alb 1.3 g/dL，T-Bil 0.4 mg/dL，AST 11 IU/L，ALT 11 IU/L，LDH 88 IU/L，ALP 141 IU/L，γ-GT 16 IU/L，Na 148 mEq/L，K 2.1 mEq/L，Cl 129 mEq/L，CRP 2.32 mg/dL と，著明な低栄養，高ナトリウム/クロール血症，低カリウム血症を認めた．TSH 0.429 μU/mL，FT$_4$ 1.84 ng/dL と甲状腺機能に異常はなく，尿検査も異常なし．血液ガス分析（静脈ガス・室内気）は pH 7.382，pCO$_2$ 21.9 mmHg，pO$_2$ 30.2 mmHg，HCO$_3^-$ 12.7 mmol/L，Lac 1.6 mmol/L，AnGap 9.6（アルブミン補正済み）と，アニオンギャップ非開大性代謝性アシドーシスを認めた．心電図では心拍 88 回/分の心房細動リズムで，明らかな ST 変化や U 波なし．胸部単純 X 線で右上肺野/下肺野に consolidation を認めた（図1）．喀痰グラム染色は Geckler 分類 3，polymicrobial pattern であった．尿中レジオネラ抗原は陰性．

---

忽那　なんじゃこのデータ⁉ 低栄養と電解質異常が半端ないな…．肺炎はあるとして，それ以外がまったく説明つかんぞ！
佐田　本質ヲ捉エヨ！　必華夢デアル‼
石金　塾長…飲み過ぎで壊れてんじゃね？　誰か修理してやってよ．

**Point**
レジオネラ菌（*Legionella pneumophila*）は循環式風呂のみならず，ビルの空調システムの冷却塔，給湯系，カーエアコンのエバポレーター，水たまりなどなど，汚染されがちな水環境に繁殖し，エアロゾル化することで経気道感染する[6]．

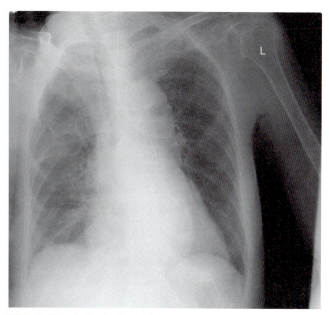

図1 胸部X線ポータブル（座位）

表1 本症例のプロブレムリスト

| | |
|---|---|
| ①発熱 | ⑦低 TP・Alb 血症 |
| ②酸素化低下 | ⑧Na 148 mEq/L |
| ③右肺野浸潤影 | ⑨K 2.1 mEq/L |
| ④軟便（3年前から） | ⑩Cl 129 mEq/L |
| ⑤polypharmacy | ⑪Mg 1.0 mg/dL |
| ⑥PT・APTT 延長（ワルファリン内服中） | ⑫Non-gap acidosis |

**志水** 否，ヒッカムの格言（Hickham's dictum）だ！ 患者の数多ある病状を整理し，本質を見極めよと塾長はおっしゃっているのだ．肺炎と低栄養・電解質異常は確かに説明がつかん．だが，「高齢者は複数の common disease が重なる Hickham's dictum でもよい」とオヤジ（天阿仁威老師）もよく言うではないか！ 病歴をもう一度振り返れぃ！

**綿貫** そういえば，患者は数年前から下痢があるのですね．これも今回のイベントにかかわっている可能性があります．プロブレムリストを整理しましょう（表1）．

忽那　こんなにあるのか…．あぁ，System 1（直観的思考）でズバッといきたい…．
石金　まぁまぁ，問題点多いんだから仕方ないじゃん．視診も大事だけど[7]，System 2（分析的思考）で頑張ろうよ．
佐田　本質ヲ捉エヨ！　賢イ妻ニハ情ガアル！
忽那　まだ塾長が壊れてるよ．こないだ居酒屋で「僕ノ奥サン最近アンマリ情ガ無イ」ってぼやいてたじゃん．
志水　待て忽那一号生！　われら診断塾では「塾長が不明言語を用いるときは，診断に直結するときかアルコール多飲」というのが鉄の掟．今回は前者だ！　とにかく，もう少し我慢せい！
綿貫　リストの①〜③は，誤嚥に伴う化学性肺臓炎でも細菌性肺炎でも当てはまりそうです．ただ，上肺野にも浸潤影があることから結核は rule-out したいですね．喀痰 3 連続抗酸菌染色はしておきましょう．一方で，⑥は抗凝固薬内服中でかつ抗菌薬使用もあるので，プロトロンビン時間 (INR) が延長してもよいでしょう．状態はあまり悪くなさそうだし，臓器不全の進行も血小板減少もないので播種性血管内凝固症候群 (DIC) っぽくはありませんが，INR 延長が続けば後天性血友病などは"大穴"として鑑別に挙げておきますか．しかし，何か枝葉に囚われているような…．
志水　低栄養と慢性下痢がやはり解せないな．吸収不良が関与しているのではないか？　奥義，弐喪爾琥巣（にーもにくす）！　吸収不良の鑑別は "TROPICAL"（Tropical sprue, Radiation, bacterial Overgrowth, Pancreas, Ileostomy, Celiac sprue, ANS reflex, Lactose intolerance）だ[8]！
石金　電解質異常，特に低カリウム血症も合わせれば，多発性骨髄腫ですべて説明可能じゃないか？　腸管アミロイドーシスによる下痢＋アミロイド腎による尿細管アシドーシスⅡ型なんてのはどうだ!?

---

**鑑別診断**

- 化学性肺臓炎，細菌性肺炎，結核
- 後天性血友病
- 多発性骨髄腫

表2　入院当日・翌日の血液検査所見

|  | 入院当日 | 入院翌日 |
|---|---|---|
| WBC | 9,000 /μL | 8,700 /μL |
| Hb | 14.6 g/dL | 13.6 g/dL |
| Plt | $20 \times 10^4$/μL | $17 \times 10^4$/μL |
| PT-INR | 4.11 | 2.33 |
| TP | 2.4 g/dL | 6.2 g/dL |
| Alb | 1.3 g/dL | 3.2 g/dL |
| AST | 11 IU/L | 35 IU/L |
| ALT | 11 IU/L | 29 IU/L |
| BUN | 9 mg/dL | 15 mg/dL |
| Cre | 0.3 mg/dL | 0.7 mg/dL |
| Na | 148 mEq/L | 135 mEq/L |
| K | 2.1 mEq/L | 6.5 mEq/L |
| Cl | 129 mEq/L | 104 mEq/L |
| Mg | 1.0 mg/dL | 3.1 mg/dL |

忽那　まぁ，今日のところはカリウムの補正をしつつ，個室隔離で喀痰抗酸菌染色を3日連続して，抗菌薬は口腔内嫌気性菌を含めたカバーをするか．とりあえずは今使われているセフトリアキソンでいいか？

綿貫　Polypharmacyでもありますから，電解質に関連するような利尿薬やACE阻害薬は一度中止して，明日は電解質のフォローをしましょう．

佐田　塾生ドモォ！　修行ガ足リィィン‼　賢イ妻ニハ情ガアルゥゥゥ…Zzz…

石金　塾長，声大きいって！　やっぱ酒臭いじゃんか…ちょっと寝かしとこう．

（入院翌日，採血のフォローをしたところ，表2のようになった）

忽那　な，なんじゃこりゃぁぁぁ!?（往年のモノマネ風に）

石金　そのセリフあんまり言いたくないけど，言いたくなるくらいやばいな．

志水　ぬぅ，すべてが改善したばかりか，カリウムは補正しすぎて高カリウムになっているではないか!!

綿貫　嫌な予感がしたんですよね…．塾長がおっしゃるとおり，本質が見抜けていないのでしょうか．

志水　そうだ，塾長の言葉を思い出せ！「賢イ妻ニハ情ガアル」「賢イ妻ニハ情ガアル」，「賢・妻・情」…もしや，検査異常!?　この採血検体はどうやって採られたのだ!?　まさか一部に点滴製剤が混ざっていないか？

忽那　昨日の当直看護師に話聞いてくるわ．

綿貫　私は検査室へ，データ異常の可能性がないか聞いてきます．

石金　塾長，頼むからもっとわかりやすく言ってよー！

入院時に担当医は，採血方法を当直帯の看護師に尋ねていたが，「点滴ルート刺入部とは反対側の腕から採血した」との返答であった．医師や当直検査技師は「なんとなく変だな」と思いながらも，血算の希釈がないため，検査そのもののエラーではないと判断した．しかし，翌日のカリウム高値について看護師に再確認したところ，「初回の採血では少量しか採れなかったので，血算ボトルに入れた．2回目は生理食塩水のルート刺入部と同側の手背から採血した．点滴より末梢側から採血したので，生理食塩水とは混ざらないと思っていた」と話した（図2）．

高カリウム血症に関してはカリウム補充を中止するとともに，速やかにグルコン酸カルシウム 8.5% 10 mL を静注し，同日の日中には正常化した．それ以降，新規に低栄養状態と電解質異常は起きなかった．右肺炎に関しては抗酸菌染色陰性で，セフトリアキソン点滴にて改善し，入院第10病日に退院した．ちなみに下痢は，$Mg(OH)_2$ 中止にて速やかに軽快した．

検査データエラーが発生した経緯についてはインシデントレポートを作成し，当日のうちに看護師へフィードバックするとともに，エ

ラーの発生状況を医師・検査技師で共有する勉強会を後日開催した．

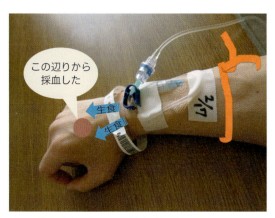

図2　救急外来で行われた採血（再現）

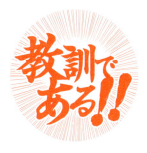

**最終診断**

右肺炎
採血検体への生理食塩水混入による
検査データエラー

- 予想しないような検査データ異常が出たときは，Labo-errorの可能性を頭に入れておく！
- エラーを疑ったら，「どの時点でエラーが起きたか？」を明確化する！

第19話　賢い妻には情がある!?　の巻

- **エラーは誰でも起こす！ 起きたら必ず行う3つのこと**
  **①速やかに関係者にフィードバック！**
  **②インシデントレポートを作成する！**
  **③エラーを他者と共有する！**

## 解説　佐田塾長

　採血検査エラーはしばしば起こるエラーである．①検査室にたどり着く前までに起こる pre-analytical error，②検査室内で起こる analytical error，③検査室を出てから結果が報告されるまでに起こる post-analytical error の3種類あり（表3），最も頻度が高いのは pre-analytical error とされる．pre-analytical labo-error の代表格は溶血（53.7%）だが，そのほかにも不十分な検体（20.6%）や，本症例のように採血方法や検体ボトルが不適切な検体（13.0%），血液凝集（5.4%）など，多岐にわたる[9]．

表3　laboratory error の分類とその内容

| 頻度 | エラーの分類 | 内容 | 具体例 |
| --- | --- | --- | --- |
| 1位 | pre-analytical error | 検査室にたどり着く前に起こるエラー | ・溶血<br>・不適切な検体採取<br>・検体の名前記入忘れ<br>・採血する患者取り違え　など |
| 2位 | analytical error | 検査室内で起こるエラー | ・測定器機のエラー<br>・測定データの入力ミス　など |
| 3位 | post-analytical error | 検査室を出てから結果を医師が確認するまでに起こるエラー | ・同姓同名の報告ミス<br>・検査データ報告の遅れ　など |

エラーに気づく鉄則は,「検査データの時系列確認」である.
1) 時系列的に"ピンポイントでデータ異常がある"場合
- LDH,AST,K などの予想外の急上昇 → 溶血を考慮
- 予想外の高 Na/高 Cl 血症 → 生理食塩水の混入を考慮
- 急性貧血があるのに下血などの出血もバイタル変化もない → 検体の長期放置による赤血球の沈殿を考慮

2) 時系列的に"すべてのデータがおかしい"場合 → 患者取り違いを考慮

そして,検査データエラーを疑った場合には,速やかに再検査するとともに,検査が行われた環境 (誰が,どの患者に,どのような状況で,どの部位から採血し,検体をどの経路で検査室まで届けたか) について調査する.

**引用文献**
1) Yokobayashi K, et al：Prospective cohort study of fever incidence and risk in elderly persons living at home. BMJ Open **4**：e004998, 2014
2) 北　和也：原因は医師の処方薬⁉ ―北和也先生と考えるポリファーマシー Vol. 1. レジデント これだけ知っとけキャリアと臨床推論, 研修病院ナビ
https://career.m3.com/kenshunavi/know-how/event/osakadomannaka-polypharmacy-001
3) Ouyang AJ, et al：Meta-analysis of digoxin use and risk of mortality in patients with atrial fibrillation. Am J Cardiol **115**：901-906, 2015
4) Vamos M, et al：Digoxin-associated mortality；A systematic review and meta-analysis of the literature. Eur Heart J **36**：1831-1838, 2015
5) Trop Skaza A, et al：Outbreak of Legionnaires' disease in a nursing home, Slovenia, August 2010；Preliminary report. Euro Surveill **15**：19672, 2010
6) Cunha BA, et al：Legionnaires' disease. Lancet **387**：376-385, 2016
7) 笠原　敬, 他：みるトレ感染症, 医学書院, 2015
8) 志水太郎：診断戦略―診断力向上のためのアートとサイエンス, p 216, 医学書院, 2014
9) Bonini P, et al：Errors in laboratory medicine. Clin Chem **48**：691-698, 2002

# 第20話 Big Bang Boy！の巻

18歳の男性．入院3週間前より，徐々に右背部痛を自覚した．間欠的な軽度の痛みで，増悪・寛解因子や随伴症状は認められなかった．入院2週間前に微熱，食欲不振，嘔気が出現．同時期に血便（2回/日）と，徐々に間欠的な右下腹部痛も認められるようになった．腹痛に関しては，放散痛や増悪・寛解因子は認められなかった．

入院10日前には血尿も出現し，夜間救急診療所を受診．尿潜血が陽性のため尿路結石を疑われ，非ステロイド性抗炎症薬（NSAIDs）が処方され，腹痛・腰背部痛は軽快した．入院9日前に泌尿器科外来を受診し，腹部単純CTにて両側の水腎症を指摘され，入院7日前に当院総合内科外来へ紹介となった．腹痛や血便は認められず，軽度の血清Cr上昇のみが認められ，NSAIDsは中断し，経過観察となった．その後，徐々に下腹部痛が再出現，増悪したため，当院を再受診となった．

**石金** 若年者の背部痛と血尿か．尿路結石で間違いないな！

**忽那** まぁ待て．それにしても，微熱が出ているのが気になるぜ．CRPはどれくらいなんだ？（ソワソワ…）

**根本** チェスト!!

**石金** うおっ，危ねぇ！て，てめえ誰だっ!?

**志水** 貴様は…診断塾二号生裏の筆頭，"高士館流医診剣"の根本か．

**二号生　根本 隆章**
診断塾　裏の二号生筆頭．高士館流医診剣の使い手．難症例もチェスト!! の掛け声で一刀両断する．

**石金** ！診断塾始まって以来の最強剣士との呼び声が高い，あの…．

根本　貴様ら…甘く見るな！ 尿路結石やCRPに惑わされてはいかん！ チェスト!!
忽那　ひぃっ，すんません！ 確かに，両側の水腎症というのは尿路結石では説明がつかないな．若年者ではあるが，特殊な疾患を考えないといけないかもしれん．
石金　言われてみれば，血便があるのもおかしいな．炎症性腸疾患も鑑別に挙がるか？

> ADLは自立．陸上部に所属する高校3年生で，県大会でも優秀な成績を残した．既往歴はなし．周産期にも特記すべき異常はない．大腸癌，炎症性腸疾患を含めた悪性腫瘍の家族歴はなし．常用薬，食物，薬物アレルギー，喫煙歴，飲酒歴は認められない．シックコンタクト，海外渡航歴，温泉旅行歴，動物接触歴もなし．神奈川県の住宅街に在住している．
> システムレビューでは，倦怠感，発熱感，食欲不振，下腹部痛，嘔気，血便，腹部膨満感，頻尿，血尿が認められた．

石金　うーん．いろいろな症状があるな．生活歴や家族歴も特記すべきものはなし，と．…NSAIDs（非ステロイド性抗炎症薬）を内服していたな．さてはNSAIDs腎症か！
根本　チェスト!! ここは"オッカムの日本刀"を使うべし！
石金　ひぃっ，ごめんなさい！（…剃刀だろ…）
綿貫　確かに，若年者の場合は単一疾患ですべての病態を説明できるか考えるべきですね（Occam's razor）．腎機能障害もあるので，全身疾患を考えるべきでしょう．血管炎などの自己免疫疾患はどうでしょうか．血尿があることから，IgA血管炎も鑑別に挙がります．
志水　ここは血管炎のクラスターで考えたほうがよさそうだ．奥義，弐喪爾琥巣（にーもにくす）！ VASCULITIS PHARM（表1）[1]！
石金　なるほど，全身性エリテマトーデス（SLE）や自己炎症症候群としてBehçet病も鑑別に挙がるな！

表1 "VASCULITIS PHARM"

| | |
|---|---|
| V | (Vasculitis), Viral infection, Veterinarian related (Brucellosis)…血管炎，全身性ウイルス感染症，獣医関連（ブルセラ症） |
| A | Adrenal insufficiency…副腎不全 |
| S | Sarcoidosis…サルコイドーシス |
| C | Cholesterol embolism, Chronic active EBV infection…コレステロール塞栓，慢性活動性 EB ウイルス感染 |
| U | LUpus/Antiphospholipid syndrome…全身性エリテマトーデス・抗リン脂質抗体症候群 |
| L | Leukemia/Lymphoma…白血病・悪性リンパ腫 |
| I | Inflammatory Bowel Disease…炎症性腸疾患 |
| T | TB, Thrombotic thrombocytopenic purpura, Trichina…結核，血栓性血小板減少性紫斑病，旋毛虫症 |
| I | Infective Endocarditis/Infected aneurysm with distal embolization…感染性心内膜炎・遠位塞栓を伴う感染性動脈瘤 |
| S | Syphilis, Sjögren's syndrome…梅毒，Sjögren 症候群 |
| P | Paraneoplastic syndrome, Parvo B19, PMR…傍腫瘍症候群，パルボウイルス B19，リウマチ性多発筋痛症 |
| H | HIV/HBV/HCV, Hemophagocytic syndrome, Hypersensitivity syndrome…HIV/HBV/HCV，血球貪食症候群，過敏症症候群 |
| A | Autoinflammatory syndrome…自己炎症症候群 |
| R | Rheumatoid arthritis, Renal cell carcinoma, Rickettsia…関節リウマチ，腎細胞癌，リケッチア |
| M | Myxoma (Atrial)/Myxedema (Hypothyroidism)…左房粘液腫・粘液水腫（甲状腺機能低下症） |

（文献 1 より）

**鑑別診断**

自己免疫疾患
血管炎（IgA 血管炎含む），炎症性腸疾患，SLE，Behçet 病
特発性
NSAIDs 腎症，尿路結石

> 来院時の意識レベルはGlasgow Coma Scale：E4 V5 M6．バイタルサインは体温36.8℃，呼吸数16回/分，心拍90回/分・整，血圧116/72 mmHg，SpO$_2$ 98%（室内気）であった．
> 身体所見では，全身状態良好，身長173 cm，体重51.6 kg，BMI（Body Mass Index）17.2．頭頸部：眼瞼結膜蒼白・黄染なし，口腔内潰瘍なし，咽頭発赤なし，頸静脈怒張なし，頸部を含む表在リンパ節腫脹なし，甲状腺腫大なし．胸部：呼吸音清，心音異常なし．腹部：平坦，軟，心窩部に軽度の圧痛あり，反跳痛なし，肝脾腫なし．右肋骨脊椎角（CVA）叩打痛あり，脊柱叩打痛なし，直腸診で腫瘤や圧痛なし．陰部潰瘍なし．下肢浮腫，四肢の関節腫脹・圧痛，ばち指なし．明らかな皮疹を認めない．

石金　血管炎やBehçet病を疑う所見は診察上認められないか．まぁ，抗核抗体やANCA（抗好中球細胞質抗体）を調べてみないとわからねぇよな．

根本　チェスト!! 貴様には地獄すら生ぬるい！

石金　ひぃっ！ な，なんか見落としてるのか．

忽那　そういえば，心窩部圧痛や右CVA叩打痛があるのはなぜだろう．両側水腎症と血尿もあるとなると…．

佐田　（ゴゴゴ…）心ノ眼デ見ルノデアル!!

石金　うおっ！ 塾長，いつもいきなりだな…ビビるぜ．

忽那　心の眼…画像検査か！ もしかして，解剖学的にこれらの所見を説明できるんじゃないか!?

綿貫　<u>両側水腎症からは，膀胱周囲に閉塞機転があると考えられますね．</u>  血便もあるので，腸管にも影響がありそうです．骨盤内に，何らかの病変があるのではないでしょうか．

---

2本の上部尿路が同時に閉塞することは通常起こりにくいため，膀胱を中心とした下部尿路の閉塞が考えられる．

第20話　Big Bang Boy! の巻　**197**

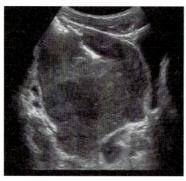

**図1 腹部超音波検査**
膀胱の後方に腫瘤性病変が認められる．

初診時の血液検査は，Hb 10.4 g/dL，WBC 12,700/μL（好中球91.5%，リンパ球5.5%，単球3%），Plt $40.8 \times 10^4$/μL，Glu 101 mg/dL，TP 6.9 g/dL，Alb 4.3 g/dL，BUN 18.4 mg/dL，Cr 1.26 mg/dL，T-Bil 0.6 mg/dL，AST 16 IU/L，ALT 6 IU/L，LDH 579 IU/L，ALP 259 IU/L，Na 141 mEq/L，K 4.0 mEq/L，Cl 103 mEq/L，Ca 9.2 mg/dL，CRP 4.7 mg/dL，PT-INR 1.2，APTT 27.9秒，Dダイマー 6.7 μg/mLであった．尿検査では潜血2+であったが，蛋白，白血球や亜硝酸は認めなかった．
胸部単純X線，心電図では特に異常所見はみられなかったが，腹部超音波検査では，両側腎盂の拡張および膀胱の後方に内部が不均一な腫瘤性病変が認められた（図1）．腹部単純CT検査では，両側腎盂拡張および骨盤内に内部にガスを含む $8 \times 10$ cm の腫瘤性病変が認められた（図2）．そのほか，単純CTで指摘できる有意な所見は認められなかった．
入院後は腹痛が徐々に増悪し，間欠的な血便がコンスタントに認められるようになったため，絶食・補液で経過観察とした．また，頻尿も認められるようになった．

**石金** 綿貫教官の予想どおり，骨盤内に病変があったな．しかも，血便が増えているだと！ 腸管に異常があるに違いない！

**根本** チェスト!! この症例では，腸管内病変と腸管外病変の両方を考

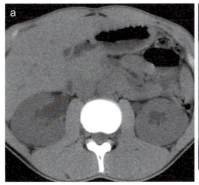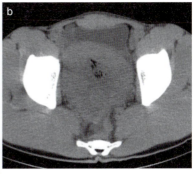

図2　腹部単純 CT 所見
a：両側腎盂拡張が認められる．b：骨盤内にガスを含む腫瘤性病変（8×10 cm）．

えるべし！
志水　病変を絞り込む際には，外側から攻めると鑑別が漏れにくくなる[1]．まずは腸管外病変から考えよ．

> 腹痛・血便の原因を評価するため，入院翌日に大腸内視鏡検査を施行した．その結果，上行結腸と直腸に消化管外から圧迫されている所見が認められ，圧迫された粘膜面では，虚血性変化を伴っていた．そのほか，消化管内に腫瘤性病変は指摘されなかった．
> やはり腹腔内病変が疑われ，術前評価も兼ねて腹部造影 CT を施行したところ，ガスと液体が内部で液面形成をしている 12×11 cm の腫瘤性病変が骨盤内に認められ，腫瘤は造影効果を有していた（図3）．骨盤内腫瘤は約 10 日間でさらに増大しており，右尿管，S 状結腸・直腸，腸間膜動脈が腫瘤によって圧迫されている所見も認められた．

忽那　血便は腫瘤性病変による外部からの圧迫が原因と考えられるな．CRP も 4.7 mg/dL に上がっているし，これは感染症だ！ ガスもあるから，骨盤内膿瘍に違いない!!
根本　チェスト!! LDH 高値にも注目すべし！"LDH never lies"!!

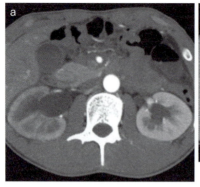
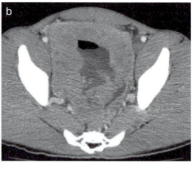

**図3 腹部造影 CT 所見**
a：右尿管，S状結腸・直腸，腸間膜動脈が圧迫されている．腎盂の拡張は増悪している．
b：ガスと液体が内部で液面形成をしている 12×11 cm の腫瘤性病変が骨盤内に認められ，腫瘤は造影効果を有している．

**志水** うむ，オヤジ（天阿仁威老師）も同じことを言っていたな．さらに奥義，弐喪爾琥巣！ Increased LDH（表2）[1)]！ LDH 上昇時には悪性リンパ腫も同時に考えるべきだ．

**綿貫** 悪性リンパ腫だとすれば，若年者で非常に速い経過をたどっていることから，Burkitt リンパ腫が第一に考えられますね．

**石金** じゃあ，生検の結果を待ってればいいんだな．

**根本** チェスト‼ 圧迫所見が出現しているので，すぐに手術で腫瘍を取りきるべし！ …石金二号生，その甘さ，切腹ものである！

**石金** ひえぇっ，ご勘弁を！

**根本** だめ！ 勘弁しない！ ご覚悟めされい‼

尿路や消化管，腹腔内の血管が腫瘤の圧迫により通過障害が生じているため，緊急開腹手術となった．その結果，周囲と癒着した巨大な腫瘤が摘出された（図4）．病理組織学的に星空像（starry sky pattern），CD10（+），CD20（+），CD79a（+），MIB-1（+），CD3（−），CD5（−），BCL-2（−）であり，高悪性度 B 細胞リンパ腫（Burkitt リンパ腫）と診断した．

表2 "Increased LDH"

| I | Infarction (Kidney, Myocardium)<br>梗塞（腎，心臓） |
| --- | --- |
| L | Leukemia, Lymphomas/EBV, Lung (PCP, Empyema), Liver<br>白血病，リンパ腫・EBウイルス感染，肺（ニューモシスチス肺炎，膿胸など）由来，肝臓由来 |
| D | Destruction of RBC/Muscle<br>破壊（赤血球・筋の破壊） |
| H | HIV, HPS (Hemophagocytic syndrome)<br>HIV感染症，血球貪食症候群 |

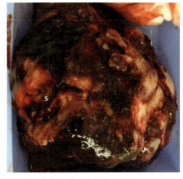

図4 腫瘤の肉眼所見
160×160×95 mmの弾性硬の充実性腫瘤が摘出された．

**最終診断**　Burkittリンパ腫，腎後性腎機能障害，両側水腎症，虚血性上行結腸狭窄

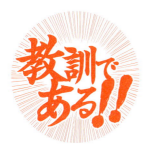

- LDHが不自然に高い場合は，悪性リンパ腫を鑑別に挙げるべし！
- 原因不明の病変は，積極的に組織所見を確認すべし！
- 急速に増大する腫瘤は，Burkittリンパ腫を考えるべし！

## 解説 根本二号生

　Burkittリンパ腫（BL）は第8染色体上のc-MYC遺伝子の転座や脱制御によって特徴づけられる，非常に活動性の高いB細胞性非Hodgkinリンパ腫である．BLは流行性（endemic），散発性（sporadic），免疫不全が関与するタイプ（immunodeficiency-associated）に分類される．

　流行性タイプはアフリカやニューギニアで流行がみられ，これらの発生率は米国の約50倍と言われる[2]．アフリカにおける小児がんの30～50％を占め，3～6人/10万人・年の頻度である[3]．散発性タイプは米国や西ヨーロッパにみられ，小児悪性リンパ腫の30％，成人非Hodgkinリンパ腫の1％以下を占める[4]．米国では3人/100万人・年，ヨーロッパでは2.2人/100万人・年の頻度である[5]．免疫不全が関与するタイプは，主にHIV感染患者にみられ，そのほかの免疫不全者には少ない．CD4陽性細胞数が高値でも発症することがあり，抗HIV療法によりBLの発生頻度を低下させることはできない．

　BLの臨床所見として特徴的な点は，非常に速く増殖する腫瘤性病変で，腫瘍倍加時間は約25時間である．持続的に腫瘍崩壊を起こし，LDHや尿酸の上昇がみられることがある．特にLDH値は腫瘍の広がりや予後を予測するうえで有用な所見であり[6]，病初期においてLDHレベルが低値であったり，骨髄病変が認められない症例の予後は良好であると報告されている[7]．

　本症例は，HIV感染症は認められず，また流行地域出身ではないので，散発性BLと考えられる．散発性BLの臨床的特徴として，通常，腹部症状を伴い，腹水や腫瘍による圧迫が前面に出る．消化管閉塞や消化管出血を起こし，本症例もそれに合致する臨床経過であった．リンパ節病変以外には，骨髄，下顎および顔面骨，中枢神経に生じる[8]．本症例から学ぶポイン

トとしては，急速に増大する腫瘍，特に腹部に生じた場合は，BLを鑑別に挙げ，迅速に生検もしくは外科的に摘出を検討することが重要である．また，ASTやALTが正常値であることに比べてLDHが高値であり，この症例においても"LDH never lies"が当てはまることも特筆すべき点と言える．

　BLの組織所見では starry sky pattern が有名だが，これはアポトーシスした細胞をマクロファージが貪食するため，ところどころ染色が抜ける星空像を形容して名づけられた．急速に広がる（腫瘍），星空（像），少年（患者）にかけて，今回のタイトルを Big Bang Boy とした次第である．

**引用文献**
1) 志水太郎：診断戦略―診断力向上のためのアートとサイエンス，p 156, 221, 234, 医学書院，2014
2) Ogwang MD, et al：Incidence and geographic distribution of endemic Burkitt lymphoma in northern Uganda revisited. Int J Cancer **123**：2658-2663, 2008
3) Magrath I：Epidemiology；Clues to the pathogenesis of Burkitt lymphoma. Br J Haematol **156**：744-756, 2012
4) Morton LM, et al：Lymphoma incidence patterns by WHO subtype in the United States, 1992-2001. Blood **107**：265-276, 2006
5) Sant M, et al：Incidence of hematologic malignancies in Europe by morphologic subtype；Results of the HAEMACARE project. Blood **116**：3724-3734, 2010
6) Csako G, et al：Serum total and isoenzyme lactate dehydrogenase activity in American Burkitt's lymphoma patients. Am J Clin Pathol **78**：712-717, 1982
7) Zinzani PL, et al：Adult Burkitt's lymphoma；Clinical and prognostic evaluation of 20 patients. Leuk Lymphoma **14**：465-470, 1994
8) Blum KA, et al：Adult Burkitt leukemia and lymphoma. Blood **104**：3009-3020, 2004

# 第21話 昨日元気で今日ショック!?の巻

生来健康な24歳の男性が，帰省中に総合病院口腔外科にて，右下顎智歯の抜歯を行った．抜歯1時間後に処方されたアジスロマイシン500 mgを内服し，数時間後に右下顎の腫脹・疼痛を認めたため，ロキソプロフェンを内服した．翌日の明け方より悪寒，軽度戦慄，呼吸困難感および水様性下痢を認め，トイレに立った際にふらつきを感じた．口腔外科を再診し，抜歯部を生食で洗浄し，一部抜糸を行った．40℃台の発熱を認め，血圧が70 mmHg台と低値であり，脈拍は110回/分台に上昇していた．外液負荷を行ったが，血圧低下が続くため，ERに搬送となった．

**二号生　有馬 丈洋**
診断塾の留学生．経験とエビデンスを組み合わせたEEBMを得意とする．

**有馬**　血圧と脈拍が逆転しており，ショックバイタルですね．悪寒戦慄も認められるので，菌血症が疑われますが，どうでしょうか？

**石金**　いわゆる"mild chills, moderate chills, shaking chills"の違いってやつだな（表1）[1]．ガタガタ震えてはいないようだが，確かに菌血症の可能性は否定できないな．こういうときは脊髄反射で血培採取ってやつだ．

**忽那**　出たな，否定できないマン！ 確かに菌血症は気になるが，もっと気になることがあるだろう…．

**石金**　なんだよ，気になることって？

**忽那**　CRPに決まっているだろう！ CRPを測って，かつ血培も採ろうじゃないか．

表1 悪寒の程度と菌血症

|  | mild〜shaking chills vs. no chills | moderate〜shaking chills vs. no〜mild chills | shaking chills vs. no〜moderate chills |
|---|---|---|---|
| 感度 % (95% CI) | 87.5 (74.4〜94.5) | 75.0 (60.5〜85.6) | 45.0 (31.8〜58.6) |
| 特異度 % (95% CI) | 51.6 (50.6〜52.2) | 72.2 (71.0〜73.1) | 90.3 (89.2〜91.5) |
| PPV% (95% CI) | 13.0 (11.0〜14.0) | 19.2 (14.7〜20.8) | 27.7 (19.5〜36.1) |
| NPV% (95% CI) | 98.0 (96.0〜99.1) | 97.2 (95.6〜98.4) | 95.2 (94.1〜96.4) |
| PLR | 1.81 (1.51〜1.98) | 2.70 (2.09〜3.18) | 4.65 (2.95〜6.86) |
| NLR | 0.24 (0.11〜0.51) | 0.35 (0.20〜0.56) | 0.61 (0.45〜0.77) |

PPV：陽性適中率，NPV：陰性適中率，PLR：陽性尤度比，NLR：陰性尤度比
（文献1より）

表2 ショックの鑑別

|  | 呼吸数 | 頸静脈 | 手足 | 肺音 |
|---|---|---|---|---|
| 低容量 | 正常 | 虚脱 | 冷たい | 正常 |
| 心原性 | 増加 | 怒張 | 冷たくしっとり | クラックル |
| 分配性 | 増加 | 正常 | 温かい | いろいろ |
| 閉塞性 | 増加 | 怒張 | 冷たい | 低下，正常 |

（文献2より）

石金　おいおい，そっちこそCRPマンじゃないかよ！　わかったよ，血培採ってCRPも測ろうぜ．

志水　ショックの鑑別もしておけい！　熱があり，局所所見もあることから，確かに感染症は考えやすいが，飛びつくと痛い目にあうぞ．

有馬　バイタルとフィジカルである程度の鑑別はできますし，意識して診察することが重要なのですね．呼吸数，頸静脈怒張，末梢冷感，クラックルが参考になると教わりました（表2）[2]．

表3 "DANSAT"

| D | **D**rug…薬剤（αブロッカー，βブロッカー，カルシウムチャネル拮抗薬，一酸化窒素，二酸化炭素） |
|---|---|
| A | **A**drenal insufficiency…副腎不全 |
| N | **N**eurogenic…神経原性ショック |
| S | **S**IRS…全身性炎症反応性症候群（敗血症性ショック，膵炎，熱傷など） |
| A | **A**naphylaxis…アナフィラキシー |
| T | **T**hyrotoxicosis, **T**oxin…甲状腺中毒，トキシン（毒素性ショック） |

（文献3より）

ERでのバイタルサインは，体温37.4℃，呼吸数18回/分，脈拍110回/分，血圧84/48 mmHg，$SpO_2$ 98%（室内気）．ぐったりとしているが，受け答えは可能で，意識レベルの低下は認めなかった．頸静脈怒張はなく，末梢の冷感も認めず，クラックルは聴取しなかった．

綿貫　呼吸数は正常ですが，頸静脈の怒張や末梢の冷感はなく，クラックルも認めませんね．分配性ショックを疑い，DANSATを考えます（表3）[3]．

石金　ダン佐藤か…確かダルビッシュ投手の交渉代理人だったな．それと分配性ショックにどう関係があるってんだ…？

有馬　（無視して）なるほどDANSATですか．これに関連する病歴も聴いておく必要がありますね．

持病はなく，常用薬もない．定期的に健康診断も受けており，特に異常を指摘されたことはないという．食べ物や薬に対するアレルギーの既往もない．タバコは吸ったことがなく，アルコールは会社の飲み会に参加する程度．生ものは摂取しておらず，外傷や動物咬傷，虫刺されもなかった．

有馬　病歴で特に気になる点はないようですね．降圧薬やステロイドによる薬剤性のものや，副腎不全，さらに毒物などの中毒性疾患も否定的なようです．あるとすれば，前日に投与されたアジスロマイシンかロキソプロフェンによるアナフィラキシーでしょうか？

石金　アナフィラキシーにしては経過が長すぎるんじゃないか？　やっぱ，敗血症だろ．

有馬　特に既往歴のない若者の敗血症だと，鑑別疾患は限られますね．**Point** 抜歯後の手術部位感染でしょうか？　あとは，下痢をしていますし，感染性腸炎ですか？

忽那　うーむ….

石金　どうしたよ？

忽那　CRPはどうなんだ？（そわそわ）

綿貫　…まあ，敗血症はありうるとして，まずはCRPをみる前に丁寧にフィジカルをとってみましょう．

> 右下顎の腫脹は認めるが，抜歯部は汚染なく，排膿も認めなかった．結膜充血がみられるが，結膜の塞栓所見はなく，末梢の塞栓所見もない．心雑音も認めなかった．全身に日焼けを認めたが，抜歯前日にプールに行ったとのことであった（図1）．

石金　ほら，やっぱり敗血症だ．抜歯後だし，感染性心内膜炎じゃないのか．

有馬　下顎の腫脹もあるようですし，膿瘍なども鑑別しておいたほうがよいと思いますね．

忽那　感染性心内膜炎や膿瘍にしては，経過が早すぎて非典型的なプレゼンテーションだな．心雑音やIE stigmata（末梢における塞栓所見），排膿がないかなどはフィジカルで確認しているし，可能性は低いと思う

**Point**

基礎疾患がない若い男性の菌血症としては，例えば抜歯を契機とした感染性心内膜炎や，感染性腸炎を契機としたサルモネラ菌血症などが考えられる（もちろん，ほかの疾患の可能性もある）．

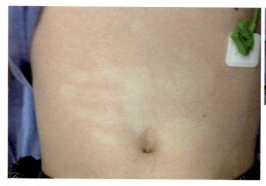
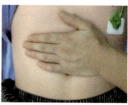

**図1 腹部皮膚所見**
圧迫で消退するびまん性の紅斑を認める．

ぞ．あと，プールには誰と行ったんだ？ ま，まさか….
有馬　プールには彼女と行ったようです．
石金　なんてことだ！ オレも彼女とプールに行きたいッ！（泣）
綿貫　石金二号生がショックになってどうするんですか．
佐田　眼ノ前ノ現実ヲ見ヨ．
石金　現実は直視してますよ！ 塾長までひどいじゃないですか．
志水　そうではない．日焼けではなく，ほかの原因による紅斑の可能性もあるということだ．「皮疹＋ショック」という視点も必要だ．

血液培養2セットを提出し，抜歯部の排膿はなかったが，洗浄液の培養を提出した．血液検査では，Hb 14.6 g/dL，WBC 12,000/μL，Plt $18.3×10^4$/μL，BUN 21.2 mg/dL，Cr 1.48 mg/dL，T-Bil 1.0 mg/dL，AST 15 IU/L，ALT 17 IU/L，LDH 161 IU/L，ALP 161 IU/L，Na 140 mEq/L，K 4.3 mEq/L，Cl 103 mEq/L，CRP 6.83 mg/dL．尿一般ではWBC＋＋だが，尿沈渣ではWBC 5〜9/HPF，グラム染色でも細菌を認めず．胸部単純X線で肺炎像はみられず，頭部単純CTにて膿瘍形成は認めなかった．経胸壁心エコーも施行されたが，vegetationは認めなかった．

忽那　よしよし，CRPは上昇しているな．オレのCRPポイントがま

た貯まったぞ※．ただ，敗血症にしては感染巣の所見に乏しいな．

※忽那は自分が診療した患者の合計CRP値が100に達すると，卓越した診断力を誇るスーパーくつなックスXに変身できるのである．

石金　確かにな．だが，<u>感染性心内膜炎は経胸壁心エコーでvegetationがないからといって除外はできないぜ</u>．**Point**

有馬　先ほどの日焼けを皮疹と考えると，アナフィラキシーも外せませんね．

石金　皮疹＋ショックでは，毒素性ショック症候群（toxic shock syndrome：TSS）も重要だな．リケッチア症も可能性はあるが，病歴からは否定的か．

綿貫　鑑別診断としては，以下といったところでしょうか．

**鑑別診断**

- 敗血症（手術部位感染，感染性心内膜炎）
- アナフィラキシー
- TSS
- リケッチア症

有馬　ショックの対応はもちろんですが，抗菌薬の選択はどうしたらよいでしょうか？　口腔内感染だとすれば，アンピシリンですかね．

石金　ただ，ショックだし，初期治療で外すとまずいよなあ．

佐田　声ガ聴コエル…「皆さん，"昨日元気で今日ショック"から考えてみましょう」

石金　ん，塾長の声じゃない!?

有馬　この声は…！　神谷尊師!?

忽那　「西の良心」と呼ばれる感染症の賢人か！

**Point**

感染性心内膜炎に対する経胸壁心エコーの感度は約60％とされており，所見がないからといって除外はできない．一方，経食道心エコーの感度は90％以上と高いため，除外にも用いることができる．

**尊師　神谷 亨**
生きとし生けるものすべてに愛情を注ぐ診断塾の尊師．
"今月のことば"の使い手として知られる．

**有馬**　"昨日元気で今日ショック"…そういえば，聞いたことがあります．

**志水**　そう，昨日まで元気だった人に突然ショックがみられた場合，TSS，髄膜炎菌敗血症，黄色ブドウ球菌による感染性心内膜炎，リケッチア症，肝硬変患者における *Vibrio vulnificus* 感染症，脾臓摘出後重症感染症を考えよという教えだ．

**綿貫**　このなかだと，やはりTSSが疑わしいですね．

**忽那**　そうだな．治療にはクリンダマイシンも加えておいたほうがいいだろう．

**石金**　いやいや，塾長から神谷尊師の声が聞こえてくる状況についていけてないんだが…．

**忽那**　いつまでそんなことにこだわってるんだッ！　塾長は世界中の尊師たちの声を受信できるトランジスタ・ラジオ的な機能も備えているに決まっているだろうッ！　勉強不足だぞ！

**石金**　ちょっと強引すぎないか，それ…．

> ERにてアンピシリン/スルバクタム3gが投与され，その後，アンピシリン2g・4時間ごとクリンダマイシン900 mg・8時間ごとを併用して治療を行った．血液培養は陰性，洗浄液の培養からは口腔内常在菌以外の菌を検出しなかった．抗ストレプトリジンO価（ASO）は109 U/mL．TSSとして2週間の治療を行い，全身状態の改善を認めた．その後，手指の表皮剥脱（図2）が認められたため，TSSと診断した．

**有馬**　起因菌は同定できなかったようですが，口腔内の感染と考えると，A群β溶連菌を含めた連鎖球菌によるものでしょうか？

**忽那**　先行する抗菌薬投与があるので断定はできないが，血培が陰性で

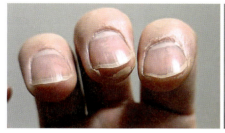
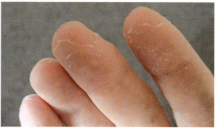

図2　手指の表皮剝脱

あることや，皮疹の性状や経過などを考えると，黄色ブドウ球菌の可能性が高いかもしれないな．
石金　昨日まで元気だったのに，今日はショックになっているなんてな．
忽那　そういうお前もショックになっていたじゃないか．
石金　…フッ，いつか絶対彼女とプールに行ってやるぜッ！
綿貫　これだけ回復が早ければ，石金二号生は TSS ではなさそうですね．

**最終診断　　毒素性ショック症候群（TSS）**

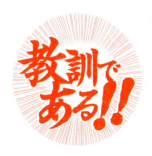

- 若年者や健常者においても，急激に進行するショックの病態がある．脾摘はないか，肝硬変はないか，またそれらの菌に曝露されている可能性はないかは，病歴からある程度推測することができる．治療に遅れが生じないよう，初期での病歴聴取が重要である．

第21話　昨日元気で今日ショック!? の巻

- **TSS は皮膚軟部組織感染症のような局所の感染症に伴うこともあれば,ショック以外の症状がないこともある.敗血症性ショックだけでは説明できなさそうな,皮疹や嘔吐・下痢などがあれば,積極的に考慮すべきである.**

## 解説　有馬二号生

　毒素性ショック症候群 (toxic shock syndrome：TSS) は,1978年に初めて,Todd らにより 8〜17 歳の小児,7 例が報告された[4].黄色ブドウ球菌感染により,発熱,意識障害,紅斑,下痢,嘔吐などの症状を伴い,ショックに至り,腎機能障害や肝機能障害,播種性血管内凝固症候群 (DIC) などの多臓器不全に至っている.また,1980 年代に月経用タンポンに関連した本疾患の報告が相次ぎ,注目されるようになった.

　黄色ブドウ球菌の産生する toxic shock syndrome toxin-1 (TSST-1) に代表される外毒素により,T 細胞が過剰に活性化され,サイトカインストームが起こることが原因とされる.TSST-1 はスーパー抗原の 1 つであり,抗原提示細胞の処理を受けることなく,直接 T 細胞に結合できる.嘔吐・下痢などの消化器症状,回復期に剝脱する紅斑などは特徴的であるが,必発ではないため注意が必要である.血液検査では,腎機能障害や肝機能障害,血小板減少がみられることがある.TSS の診断基準を表4に示す[5].

　また,A 群 β 溶連菌を代表とした連鎖球菌による TSS に類似した病態が報告されるようになっており,toxic shock like syndrome (TSLS) や Streptococcal TSS と呼ばれている.こ

**表 4　毒素性ショック症候群の診断基準**

| |
|---|
| 1. 体温：39℃ 以上 |
| 2. 収縮期血圧：90 mmHg 以下 |
| 3. 皮疹：紅斑がやがて剝脱，剝脱は特に手掌・足底で著明 |
| 4. 以下の臓器のうち少なくとも 3 か所に障害<br>　• 消化管：嘔吐，下痢<br>　• 筋肉：筋肉痛，CK が正常値の 2 倍以上<br>　• 粘膜の発赤：腟，結膜，咽頭<br>　• 腎機能低下：BUN，Cr が正常値の 2 倍以上，尿中白血球<br>　• 肝炎：Bil，AST，ALT が正常値の 2 倍以上<br>　• 血液：血小板が 10 万/μL 以下<br>　• 中枢神経：局所所見なく，意識障害あり |
| 5. 血清学的に麻疹，レプトスピラ症，リケッチア症が存在しない |

（文献 5 より引用，改変）

れに対して，黄色ブドウ球菌による TSS を Staphylococcal TSS と呼ぶこともある．Streptococcal TSS は，起因菌を検出できることが多く，壊死性筋膜炎などの重症の皮膚軟部組織感染症から続発して起こることもあるが，感染巣が不明なこともある．症状や所見は Staphylococcal TSS に似通っており，無菌検体から A 群 β 溶連菌が検出されることに加え，血圧低下を認めることと，腎機能障害，肝機能障害，凝固障害，急性呼吸促迫症候群，腹水，紅斑，軟部組織壊死のうち 2 つ以上が存在することによって診断される．Streptococcal TSS は特に経過が早く，死亡率も 50% と高率である．

　Staphylococcal TSS ならセファゾリンやバンコマイシン，Streptococcal TSS ならペニシリン G，それぞれ感受性のある抗菌薬に，蛋白合成阻害作用を期待してクリンダマイシンを加えて治療を行う．

**引用文献**
1) Tokuda Y, et al：The degree of chills for risk of bacteremia in acute febrile illness. Am J Med **118**：1417, 2005
2) コロッケ会 HP：ショックの身体所見による分類
　http://imamura-bunin.com/croquette/shokkuno_jian_bie.html

3) 志水太郎:診断戦略―診断力向上のためのアートとサイエンス, p 186, 医学書院, 2014
4) Todd J, et al:Toxic-shock syndrome associated with phage-group-I Staphylococci. Lancet **2**:1116-1118, 1978
5) Case definitions for infectious conditions under public health surveillance. Centers for Disease Control and Prevention. MMWR Recomm Rep **46**:1-55, 1997

# 第22話 キーワードを使え！の巻

> 77歳の男性．受診4日前より顎の痛み，咽頭違和感を自覚し近医救急外来を受診した．発熱，呼吸器症状，消化器症状などは認めなかった．血圧が160/80 mmHgと高値であるものの，全身状態良好で身体所見に大きな異常所見を認めず，バイタルも安定しているので，顎関節症の疑いにて非ステロイド性抗炎症薬（NSAIDs）を処方され帰宅となった．しかし，その後も症状は改善せず，顎の痛みのためか，口を開くこと，話すことも難しくなり，頸部や背部にも痛みを認め，当院救急外来を受診した．

**石金** そろそろ，この「魁!! 診断塾」も佳境に迫ってきたな．俺の診断力にも，ますます磨きがかかってきたぜ．
**忽那** ほう．いつも自信だけは一人前だな．では，診断は何だ？
**石金** 顎が痛いんだから，顎関節症に決まってるだろ．
**佐田** ギクッ
**志水** お前が馬鹿なこと言ってるから，塾長が腰を痛めたじゃねーか！
**石金** 塾長の腰は歳のせいだろ！

> 患者は独身で一人暮らし．20年来の高血圧症や逆流性食道炎の既往あり．常備薬の内服歴はない．喫煙歴はなく，機会飲酒．アレルギー歴なし．職業は上下水道の検査業である．家族歴も特記事項はない．

**石金** …待てよ，俺も昔，歯が痛くなったときに顎も痛くなったことがある．診断は虫歯だ！ よし，まずは口のなかを見てみるぞ．

> 口腔内の衛生状態は良く，明らかな齲歯は認めない．

**綿貫** 確かに虫歯（齲歯）を放置したために顎骨骨髄炎になり，顎が痛くなることはあります．しかし，一般的に顎骨は歯茎や筋肉などに覆われているため，いきなり感染して化膿することはありません．

**志水** 鑑別診断は直観も大事だが，丁寧な問診と身体所見に基づき，系統的に考えることが重要だ．お前はいったい何を勉強してきたんだ．

**佐田** ギクッ，ギクッ…．

**忽那** 塾長，心労でさらに腰を痛めたんだな．ほら石金，早く塾長に湿布を買ってこい．あっ，俺は焼きそばパンな．

**石金** パシらせんじゃねぇ！ どんだけ焼きそばパン好きなんだよ．

> 最近の性交渉歴はなく，国内・海外の渡航歴なし．鍼・歯科治療歴なし．シックコンタクトなし．動物接触歴なし．受診時のシステムレビューでは，咽頭違和感，顎の痛み，頸部・背部痛，食欲低下を認めるが，発熱，呼吸器症状，腹痛・下痢などは認めない．

**石金** パッとしない既往歴だな…．症状も顎・頸部・背部痛以外は特になしか．

**佐田** フフッ，フフフッ

**忽那** 塾長，腰痛のあまり，とうとう笑い出したぞ…．

**綿貫** 鑑別診断が困難な場合は，一度現病歴に戻って整理しましょう．患者の主訴である「口を開くこと，話すことが難しい」を，どう捉えるかが重要です．

**志水** 奥義，「氣威倭亜怒戦略」!! キーワードからの鑑別も診断推論には有用だ[1]．「開口障害」と「しゃべりにくい」から，以下の鑑別が考えられる．

**鑑別診断**

「開口障害」
- 破傷風
- 髄膜炎
- 深頸部感染症（扁桃周囲膿瘍，咽後膿瘍など）
- 石灰化頸長筋腱炎（石灰沈着性椎前腱炎）…"西伊豆病"

「しゃべりにくい」
- 脳血管障害
- Parkinson病
- 球麻痺
- 小脳疾患
- 口腔内の障害

忽那　ぬぅ，第3話で登場した仲田老師の"西伊豆病"も鑑別に挙がるのか[2]．

意識レベルは清明．全身状態は良好．身長170 cm，体重65 kg．バイタルサインは体温37.3℃，呼吸数24回/分，脈拍84回/分・整，血圧172/98 mmHg，$SpO_2$ 98%（室内気）．身体所見では開口障害，呂律困難を認める．項部硬直および背部痛を認めるが，脊椎叩打痛は認めない．明らかな神経学的異常所見も認めない．

綿貫　特異度の高い所見から，鑑別疾患を絞り込めそうですね．

血液検査所見は，Hb 12.3 g/dL，WBC 9,000/$\mu$L，Plt 20.6×$10^4$/$\mu$L，Glu 98 mg/dL，BUN 19.0 mg/dL，Cr 0.62 mg/dL，T-Bil 2.1 mg/dL，D-Bil 0.7 mg/dL，$\gamma$-GT 23 IU/L，AST 26 IU/L，ALT 18 IU/L，LDH 195 IU/L，CK 75 IU/L，Na 142 mEq/L，K 4.1 mEq/L，Cl 104 mEq/L，CRP 0.77 mg/dL．胸部単純X線写真，心電図では異常所見なし．頭部単純CT検査も異常なし．

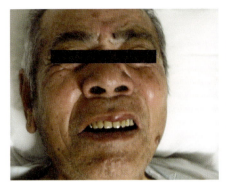

図1　治療前の顔写真

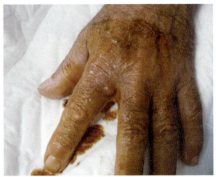

図2　左手処置前

忽那　ほほう，CRP が 0.77 か！ デング熱の可能性もあるな．
石金　この状況でもデング熱を疑うのか？ もう涼しくなってきたぞ．さて，鑑別に髄膜炎も挙がったことだし，次は腰椎穿刺を行うぞ！
佐田　フフッ，フフフッ
忽那　…塾長は，とりあえず寝ていてください．
佐田　顔ヲ見ヨ．
石金　塾長の顔を見てどうするんだよ．
志水　馬鹿者！ 塾長は患者の顔を見ろと言っているのだ．
忽那　顔だって…．こ，これは！（図1）
石金　痛みに耐えつつも余裕の笑みとは…恐れ入ったな．
綿貫　違います．これは「痙笑」という症状で，ある疾患の特徴的な症状です．
忽那　塾長の意味不明な笑いは，このことを指していたのか！ しかし，痙笑がみられるということは，どこかに…．
綿貫　！ 皆さん，左手を見てください！（図2）
石金　何か，ボコッと盛り上がってるな．
志水　とにかく，洗浄とデブリードマンだ．
佐田　ギクッ，ギクッ

（処置後…）

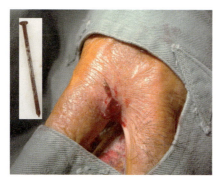

図3 左手処置後

**忽那** ぬおーっ，く，釘が！ 錆びた釘が出てきたぞ！？（図3）
**石金** そうか，塾長の「ギクッ」ってのは，釘のことだったんだ！

> 病歴を再確認すると，症状発現の約1週間前（受診2週間前）に自宅の草刈りを行っている際，左第2指を釘で刺傷していた．しかし，刺さったとは思わず，自宅にあった軟膏を塗るなどして自己処置していた．なお，ワクチン歴は不明であった．

**綿貫** 開口障害，呂律困難，項部硬直，背部痛，そして痙笑と左第2指の錆びた釘による刺傷，以上から破傷風と診断されます．さっそく，暗室に入院してもらいましょう．**Point**

**最終診断** | **破傷風，釘による刺傷**

**Point**
破傷風患者は音や光刺激で痙攣を誘発することがあるので，それらの刺激を抑えるために暗室での管理が必要になる．暗室で医療行為やケアを行う際には，点滴のラベルなどの確認が不十分になったり，床の電源コードに足を引っかけたりするなどの危険があるため，普段以上の注意が必要とされる．

忽那　DPT 三種混合ワクチン（ジフテリア，百日咳，破傷風）の定期接種が始まったのは 1968 年だから，この年齢だと破傷風の基礎免疫はないだろうな．

石金　治療はどうするんだ？

志水　抗菌薬，抗破傷風ヒト免疫グロブリン，破傷風トキソイドを投与だ．呼吸筋の痙縮予防にジアゼパムも投与するが，いつ挿管になってもおかしくないから呼吸状態には十分注意しろ．

> 血圧は 160/80 mmHg と高いが，呼吸状態などほかのバイタルは安定しており，挿管はしなかった．治療として，ペニシリン G 1,200 万単位/日の点滴静注（10 日間），抗破傷風ヒト免疫グロブリン筋注，破傷風トキソイドを筋注した（退院後外来で 2〜3 回目投与）．また，呼吸筋の痙縮予防のためにジアゼパムも投与した（5 日間）．創部は洗浄・デブリードマンを行い，創培養の結果は *Staphylococcus epidermidis* であった．なお，血液培養は陰性であった．

綿貫　破傷風は頻度の高い疾患ではないですが，発症した場合の死亡率は 40〜50% という報告もあり，見逃すと重篤になりやすいです．特徴的な臨床症状を覚えておくとともに，ワクチンで予防できる疾患の 1 つなので，予防も重要です．それでは，その後の経過をみてみましょう．

> 第 4 病日に開口障害は 2 横指まで改善した（入院時は 1 横指）．むせ込みが強かったので経管栄養を開始した．第 7 病日に血圧は 120/60 mmHg と安定し，項部硬直・背部痛も改善したため，暗室より退室しリハビリテーションを開始した．第 9 病日には呂律困難の改善傾向も認め，経管栄養を中止した．第 12 病日に背部痛，開口障害もさらに改善し，普通食をむせずに摂取でき，第 18 病日に自宅退院した．

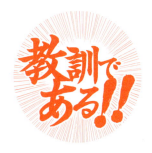

- 鑑別診断には特異度の高いキーワードからの戦略が有用である．
- 破傷風患者において，受傷部位がはっきりわからないことも少なくない．
- 近年の破傷風患者は，定期接種開始（1968 年）前に出生した者がほとんどであり，これらの年齢群で，野外作業に従事するなど罹患リスクが高い場合は基礎免疫の付与が重要である．

## 解説　石金二号生

　破傷風は破傷風菌（*Clostridium tetani*）が産生する神経毒素（破傷風毒素）により硬直性痙攣を引き起こす感染症である．破傷風菌は偏性嫌気性のグラム陽性桿菌で，芽胞の形で土壌に広く常在し，創傷部位から体内に侵入する．侵入した芽胞は感染部位で発芽・増殖して破傷風毒素を産生する．原因や罹患する患者の違いから，創傷性破傷風と新生児破傷風に分類されるが，本邦でみられるのはほぼ前者である．破傷風は，感染症法に基づく感染症発生動向調査において全数把握の 5 類感染症であり，診断した医師は 7 日以内に保健所に届け出ることが義務づけられている．

　感染症法施行以降の年間患者報告数は 100 人前後で，診断月別にみると，野外活動が多い 5〜10 月に増加している[3]．2004〜2008 年には 546 例が報告され，死亡 35 例（致命率

6.4%）で，513 例（94%）が 40 歳以上であった．2008 年度の感染症流行予測調査速報によると，年齢別の破傷風毒素抗体保有状況は，0 歳で 92%，1〜4 歳で 99%，35〜39 歳で 92% 以上と高く維持されていたが，40 歳以上の陽性率は低かった．1950 年の届出患者数は 1,915 例で，死亡 1,558 例（致命率 81%）で，死亡者の過半数は 15 歳未満の小児であった．1953 年より破傷風トキソイドが導入され（任意接種），1968 年には DPT 定期予防接種が開始された．以降，破傷風の患者・死亡者数は減少しており，最近の破傷風患者の多くを占める 40 歳以上は DPT 定期接種が開始される以前に出生しており，抗体陽性率も低い．一方，定期接種開始後に出生した 30 代以下は抗体陽性率が高く患者も少ないことから，定期接種開始前に出生した年齢群に対する基礎免疫の付与が重要であることがわかる[3]．

潜伏期は 3〜21 日間で，臨床症状は破傷風毒素（神経毒，溶血毒）により引き起こされ，第 1 期（開口障害，首筋の張りなど），第 2 期（痙笑など），第 3 期（項部硬直，硬直性痙攣，後弓反張など），第 4 期（症状は軽減）に分類される．第 1〜3 期までの時間が 48 時間以内の場合は予後不良とされる．診断は臨床診断で行われ，初期症状からの鑑別は難しいことが少なくない．

治療には，抗破傷風ヒト免疫グロブリン，抗菌薬（メトロニダゾール，ペニシリン G など：7〜10 日間），感染部位の十分な洗浄・デブリードマン，全身管理（抗痙攣薬，呼吸・血圧管理）が必要である．外傷後の破傷風予防に対しては，創傷の分類[4]と過去の予防接種の回数を組み合わせて，破傷風トキソイドおよび抗破傷風ヒト免疫グロブリン投与を検討する[5]．

**引用文献**

1) 山中克郎, 田口瑞希：診断推論―キーワードからの攻略　突然の痙攣！週刊医学界新聞　第 3091 号，2014
   http://www.igaku-shoin.co.jp/paperDetail.do?id=PA03091_03

2) 佐田竜一, 他：魁!! 診断塾―西伊豆の endemic disease!? の巻. medicina **51**：1147-1151, 2014(本書第 3 話)
3) 国立感染症研究所：破傷風 2008 年末現在. IASR **30**：65-66, 2009
4) American College of Surgeons Committee on Trauma：Prophylaxis Against Tetanus in Wound Management, 1995
5) Kretsinger K, et al：Preventing tetanus, diphtheria, and pertussis among adults ; Use of tetanus toxoid, reduced diphtheria toxoid and acellular pertussis vaccine recommendations of the ACIP and recommendation of ACIP, supported by the HICPAC, for use of Tdap among health-care personnel. MMWR Recomm Rep **55**：1-37, 2006

## 第23話 見えぬものを見よ！の巻

> 70歳の男性．4年前から体重が減少し，10カ月前より食欲も減退，60 kgあった体重が8カ月前には50 kgになった．かかりつけ医で腹部単純CTが施行され，複数の後腹膜腫瘍病変が発見されたことから，当院へ紹介となった．

**綿貫** 慢性経過での体重減少と食欲低下ですか．鑑別はかなり広く挙がりますが，特徴的なのは後腹膜腫瘍病変ですよね…．

**石金** 血管腫，奇形腫などの良性病変もありうるかもしれないが，やはり悪性リンパ腫や脂肪肉腫などの悪性腫瘍は鑑別に挙がるよな．

**志水** 補助的な検査は役に立たん．ここは診断塾奥義其の五十七，"Tissue is issue"！ **Point**

**忽那** いや待て．確かに生検が診断の手がかりになるというのは俺も賛成だ．だがページ数の都合というものもある…．もう少し渡航歴などの背景情報は集めてみてはどうだろう．

**石金** ページ数って何のことだよ!?

> 職業は不動産管理業だったが，この経過中に徐々に外出することが困難となり，休業している．飲酒歴なし，40年前に禁煙．アレルギーなし．特記すべき家族歴はなく，渡航歴・動物との接触・処方薬・特殊な性交渉歴もなし．既往歴は高血圧症と加齢黄斑変性のみ

### Point

多くの病気の診断にあたり，病理組織を直接評価することが最も診断的意義が高い．しかしながら，臨床の現場では，生検という手技そのものが，専門診療科への依頼や手術などを要するためハードルが高く，ためらわれがちである．そうしたときに，この"Tissue is issue（組織こそが物証だ）"は，われわれ臨床医に勇気を与えてくれる格言の1つであり，筆者（綿貫）も迷うたびにこの格言を噛み締めている．

で，入院歴・手術歴はなし．
システムレビュー陽性：腹部膨満感，ドライマウス，下痢（1日2〜3回不消化便），便秘．

**忽那** 渡航歴なし，性交渉歴もなし，既往症なども含めて背景は問題なさそうだな．後は，それほど目立っていないが下痢が気になるな．腹部腫瘤があることと関係しているのか？ この経過で下痢があるとすると，吸収不良症候群という観点から考えるのもよいかもしれないな．

**佐田** ムゥ，コレハ…．

**石金** 珍しく塾長が頭を抱えてるぞ！ これはなんかまずいことが…．

意識は Glasgow Coma Scale：E4 V5 M6．バイタルサインは体温36.9℃，呼吸数16回/分，脈拍83回/分，血圧120/73 mmHg，$SpO_2$ 95%（室内気）．
頭頸部：異常所見なし，心音：整，雑音なし，過剰心音なし，呼吸音：副雑音なし，腹部：軽度膨隆，腸管蠕動音正常，圧痛なし，背部：肋骨脊柱角叩打痛なし，直腸診：腫瘤触れず，筋トーヌスは正常，下腿：浮腫なし，チアノーゼなし，体表リンパ節（頸部，腋窩，鼠径）：腫大なし．

**石金** 一般身体所見には，特に目立ったものはないな．

**綿貫** 所見が乏しいということも1つの所見なのかもしれませんね．そういった点からは，結核などの細胞内寄生菌関連，そのほかslow progressive な悪性腫瘍なども考えられます．一般検査と腹部CT検査を見てみましょう．

血液検査では，Hb 8.1 g/dL，Ht 24.8%，MCV 89.2 fL，WBC 6,000/$\mu$L（好中球66%，好酸球4%，単球3%，リンパ球27%），Plt 19.2×$10^4$/$\mu$L，Glu 110 mg/dL，TP 4.4 g/dL，Alb 2.2 g/dL，BUN 17.7 mg/dL，Cr 0.98 mg/dL，T-Bil 0.5 mg/dL，

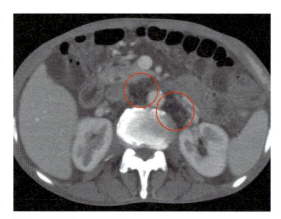

図1 CT画像(文献1より)

AST 34 IU/L，ALT 15 IU/L，LDH 150 IU/L，ALP 325 IU/L，$\gamma$-GT 24 IU/L，Amy 94 IU/L，CK 34 IU/L，Na 133 mEq/L，K 4.6 mEq/L，Ca 7.8(9.2) mg/dL，$FT_3$ 1.9 pg/mL，$FT_4$ 0.81 ng/dL，TSH 2.298 $\mu$U/mL，PCT 0.09 ng/mL，CRP 1.32 mg/dL，ビタミン $B_{12}$ 648 pg/mL，葉酸 3.8 ng/mL．凝固検査はPT-INR 1.06，APTT 30.8 秒，MCV 87.1 fL，Fib 305 mg/dL．感染症については HBs 抗原(－)，HBs 抗体(－)，HBc 抗体(＋)，HBV-TaqManPCR 陰性，HIV 抗原・抗体(－)，QFT-3G 陰性．胸部単純 X 線写真，十二誘導心電図では特に異常所見は認められなかった．腹部単純 CT 検査では，腹部傍大動脈リンパ節と上腸間膜動脈の周辺に複数の腫瘤が認められ，腹水も肝臓とダグラス窩の周りに確認された(図1)[1]．

**石金** 腹部所見の軽度膨隆は，腹水貯留を示していたのかもしれないな…．ただ，おそらく問題は後腹膜の腫瘤性病変だよな．腹水の評価とともに，ここにアプローチするのが診断への近道じゃないか？

**志水** だから"Tissue is issue"と言ったではないか！

**綿貫** まぁまぁ…やはり，ここは組織を採ってみるしかなさそうですね．

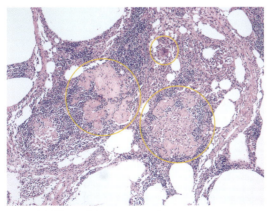

図2　組織像 HE 染色（文献1より）

**佐田**　ソノ先ガ，苦難ノ道….
**一同**　えっ？

> 外科に入院し，腹腔鏡による生検組織診断が施行された．上腸間膜動脈の近くにあるものを切除し，HE 染色したところ脂肪細胞による浸潤と炎症細胞がみられ（図2）[1]，炎症細胞は主にマクロファージと形質細胞によるものであること，また非乾酪性の肉芽腫と異物型巨細胞が確認された．

**忽那**　何だこれは!?　類上皮肉芽腫があるから，サルコイドーシス，梅毒，Hodgkin リンパ腫などの鑑別は挙がるが，形状からこれ以上進むのは難しいな．異物型巨細胞があるということは，何かしらの異物が存在しているということだが….
**志水**　これだけ異常があるなら，必ず何か見えてくるはずだ！　結核，真菌，IgG4 関連疾患などは考えるべきだろう．追加染色を急げ！

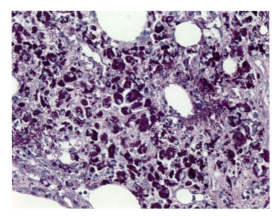

図3　組織像 PAS 染色（文献 1 より）

> **鑑別診断**
> ・悪性リンパ腫
> ・結核性リンパ節炎
> ・IgG4 関連疾患
> ・サルコイドーシス
> ・真菌
> ・梅毒

追加染色を行った結果，PAS 染色（図3）[1]とグロコット染色が陽性，グラム染色とチール-ネールゼン染色および IgG4 染色は陰性であった．

**石金**　PAS 染色とグロコット染色が陽性？　真菌か？

**忽那**　いや，真菌にしては形状が異なるような…．とは言っても，多重に重なっていて評価は難しそうだが．

**綿貫**　これはだいぶお手上げですね．診断はついていませんが，可能性としてまずは何らかの真菌を狙って治療してみるしかないですかねぇ…．

**表1 本症例のプロブレムリスト**

1. 複数の後腹膜腫瘤
2. 体重減少
3. 貧血
4. 下痢症
5. 食欲低下
6. 腹水貯留
7. 低栄養状態
8. 低血糖

---

抗真菌薬の投与が行われたが，反応は乏しかった．その後外来で経過をみていたところ，徐々に食事量は低下し，平時の1/3程度まで減少，るいそうも進行してきていた．予定入院が調整されていたが，ある日，意識消失して救急搬送となった．血糖値が18 mg/dLと低下しており，ブドウ糖を投与するとすぐに意識状態は改善したが，緊急入院となった．

---

**石金** これはまずいな…．意識障害の原因は低血糖と考えてよさそうだが，食事量もある程度保たれていたようだし，疾患そのものが関連しているのかもしれないな．血糖を補正しつつ，低血糖を切り口に再評価して…．後は今まで評価してきたものをもう一度見直してみるか！（表1）

---

**追加の血液検査** インスリン 0.4 μU/mL，CPR 0.06 ng/mL，ソマトメジンC（IGF-1）≦4 ng/mL，抗インスリン抗体<0.4 U/L，コルチゾール 27.4 μg/dL．
**腹水** 細胞数 91/μL，蛋白 0.6 g/dL，アルブミン 0.3 g/dL（同時血清アルブミン 1.7 g/dL），糖 102 mg/dL，ADA 5.5 IU/L，細胞診 陰性，培養 陰性．
**髄液** 細胞数 2/μL，蛋白 24 mg/dL，糖 44 mg/dL（同時血糖 126 mg/dL）．
**血液培養** 陰性．
**腹部単純CT** 腹水の増加を認める以外は変化なし．

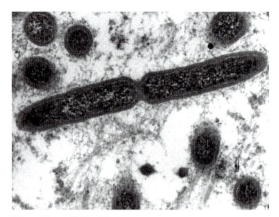

図4　電子顕微鏡所見（文献1より）

> 骨髄　正形成髄，悪性を示唆する所見なし
> 入院後も食事量は3～4割程度は保たれているものの，随時血糖は時折低値を示し，血糖補正を中止することはできなかった．さらにADLは低下し，ほぼ終日ベッド上に臥床した状態となった．また，入院後不消化便が1日5～6回程度認められていた．

石金　…何か問題があるのは間違いないのに，全然具合は良くならないし，診断も見えてこないぞ！
佐田　（石金の頭を小突いて）見エヌ物ヲ見ヨ，コノ馬鹿者！
綿貫　！…そうですよね，実際に見てみるしかありませんね．ここは，われわれの目では見えない世界へ参りましょうか．
石金　痛ててて…目では見えない世界って？
綿貫　電子顕微鏡を使いましょう．知り合いの病理の先生に相談してみます．

> 電子顕微鏡検査にて，桿状の物体が多数認められた（図4）．

一同　なんじゃこりゃ!!

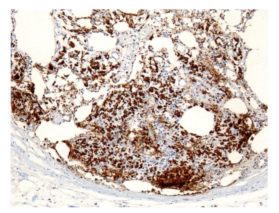

図5 免疫組織化学染色（文献1より）

忽那　テラキモス！
石金　これは…菌体か？ とすると，もしかして….
志水　ああ，あの疾患ということになるな．
綿貫　そうですね．知り合いの先生からフランスの専門家を紹介してもらったので，検体を送って追加染色をしてもらいましょう．
忽那　フランスの専門家って…だいぶ話が大事になってきたな….

> マルセイユ地中海大学にて Whipple 病の原因菌である *Tropheryma Whipple* に対する免疫化学染色が行われ，陽性であることが確認された（図5）．

綿貫　成書も調べてみたところ，腹部腫瘤の病理所見は Whipple 病におけるリンパ節の所見として妥当なもののようです[2]．PCR 検査も陽性だったようですし，これで確定ですね！

最終診断　**Whipple 病**

第23話　見えぬものを見よ！ の巻

抗菌薬治療を開始したところ，食事量は徐々に増加し，不消化便や腹水貯留も消失した．リハビリテーションを併行して行い，治療開始から約2カ月で自宅退院となった．その後は仕事に復帰し，外来に定期通院している．

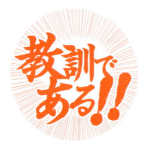

- 後腹膜リンパ節腫大の鑑別にWhipple病があることを認識する！
- "Tissue is issue."の，その先が大切である！
- 病理標本においてHE染色以外の追加染色（Whipple病ではPAS染色）が重要な診断の鍵となることがある！

## 解説　綿貫教官

　Whipple病は *Tropheryma whipplei* という細菌による稀な感染症で，1907年にWhippleにより初めて報告された[3]．当初関節痛や関節炎などの非特異的な症状を呈し，平均6年の期間で体重減少や下痢，多数の臓器浸潤を認める[4]．古典的には，遷延する体重減少と下痢で疑われる疾患であるが，ぶどう膜炎，血液培養陰性の感染性心内膜炎，肺浸潤，非乾酪性肉芽腫を伴う腹腔内リンパ節腫大などの報告例もある．

　内視鏡では十二指腸〜空腸に，蒼白〜黄色の毛羽立った粘膜と発赤を認め，組織所見では粘膜固有層にPAS陽性の封入体

を有するマクロファージの浸潤を認める．確認検査は PCR 検査で行われる．

初期治療としては，2 週間の点滴抗菌薬投与（セフトリアキソン 2 g・24 時間ごと or ペニシリン G 200 万単位・4 時間ごと）の後に，スルファメトキサゾール/トリメトプリム合剤を長期投与することが推奨されていたが[5]，最近のレビューでは薬剤感受性を鑑みて，ドキシサイクリン 200 mg・1 日 3 回＋ヒドロキシクロロキン 200 mg・1 日 3 回が推奨されている（ただし，日本ではヒドロキシクロロキンの適応外処方は困難である）[6]．治療期間については 12～18 カ月とされているが，治療中断に伴い中枢神経系を中心とした再燃を呈する可能性があり，以降も注意深い観察が必要となる．

**引用文献**
1) Watanuki S, et al：Sutton's Law ; Keep Going Where The Money Is. J Gen Intern Med **30**：1711-1715, 2015
2) Rosai J：Rosai and Ackerman's Surgical Pathology (10th ed), p 679, Mosby, 2011
3) Whipple GH：A hitherto undescribed disease characterized anatomically by deposits of fat and fatty acids in the intestinal and mesenteric lymphatic tissues. Bulletin of the Johns Hopkins Hospital **18**：382-391, 1907
4) Fenollar F, et al：Whipple's disease. N Engl J Med **356**：55-66, 2007
5) Schneider T, et al：Whipple's disease ; New aspects of pathogenesis and treatment. Lancet Infect Dis **8**：179-190, 2008
6) Fenollar F, et al：Tropheryma whipplei and Whipple's disease. J Infect **69**：103-112, 2014

## 第24話 黒鯛は我々の領域⁉の巻

> ADL自立,バスの運転手で,農作業などの手伝いもしている67歳男性.1年半前に姉の農作業を手伝った後から1日3回程度の軟便になった.6カ月前から水様便に変化し,5回/日程度になり,徐々に体重が減り,最終的に12 kg程度減少した.1週間前から排便で軽快する腹痛が出現し,近医にて抗コリン薬を処方されるも改善せず,徐々に倦怠感が強くなって動けなくなったため当院を受診した.
> **生活歴** 妻と2人暮らし,ADL自立.食事は摂取できていた.アレルギー歴なし,飲酒・喫煙なし.
> **システムレビュー(+)** 下痢,腹痛,倦怠感,体重減少
> **システムレビュー(-)** 発熱,悪寒戦慄,寝汗,頭痛,咽頭痛,眼充血,口腔内アフタ,咳嗽,喀痰,嘔気嘔吐,黒色便,血便,関節痛,皮疹,日光過敏

**石金** めちゃくちゃ長い下痢だなー.俺と同じじゃん.あー,言ってるそばから,なんかお腹がグルグルしてきた.

**忽那** お前の下痢は研究室アレルギーか過敏性腸症候群だろ? とにかく,まずは生肉・生卵の摂取歴と海外渡航歴,あと,定期内服薬や性交渉歴も確認しよう.話はそれからだな.

**綿貫** 一般的な下痢,特に慢性下痢の鑑別は必要そうです.しかし,それにしても長すぎますね.渡航関連感染症やHIV関連感染症としても,これだけ下痢が長く続く感染症があるのかという点は気になります.**Point**

### Point

発展途上国への旅行者では,3%程度に慢性下痢が生じるとされる[1].また,AIDSに移行した患者では17%程度に慢性下痢を認めるとされる[2].これらの病態は,感染した微生物(培養可能な細菌のみならず,ウイルス,寄生虫,原虫など)により治療法が異なるため,便培養のみならず便虫卵検査や消化管内視鏡検査など,精密な評価を必要とすることが多い.

志水　下痢していたのに受診しておらん．認知判断能力にも問題がないか気になるな．貴様ら，「木を見て森も見よ！」である！[3)]

> **海外渡航歴・風俗店利用歴・動物曝露歴**　なし．
> **生もの摂取**　最近はないが，数カ月以上前のことは憶えていない．
> **喫煙歴**　1日20本×47年．**飲酒歴**　ビール350 mL/日．
> **内服**　ロペラミド1 mg頓用（効果なし），サプリメント・漢方の使用なし．
> **身体所見**　Glasgow Coma Scale：E4 V5 M6，見当識障害なし．体温36.3℃，呼吸数20回/分，脈数120回/分・整，血圧103/70 mmHg，$SpO_2$ 99%（室内気）．
> 全身状態：歩くのがつらい．頭頸部：貧血・黄疸なし，口腔内乾燥あり．心音：S1（→），S2（→），S3（－），S4（－），心雑音なし，呼吸音整．腹部：腸雑音亢進平坦，自発痛・圧痛なし，肋骨脊柱角（CVA）叩打痛・脊椎叩打痛なし，直腸診では明らかな黒色・血便なし．四肢：皮疹・浮腫なし．

忽那　食事摂取歴，海外渡航歴，性交渉歴，薬剤内服歴，いずれも何もなしか…．もはやお手上げだな．

佐田　クロダイハ四分割！　正ニ我々ノ領域デアル！

石金　だから塾長，魚の摂食歴もないらしいですよ？　これだけ下痢が続いているなら，早く消化器内科に相談したほうがいいんじゃない？

綿貫　クロダイは，多分"chronic diarrhea"の略ですよ．

忽那　塾長って，昔の業界人みたいに言葉を略すよな．

綿貫　4分割というのは，慢性下痢のカテゴリーのことですね．まずは①分泌性下痢や②浸透圧性下痢といった水様性下痢，それから，③吸収不良などによる脂肪性下痢と，④炎症病態に伴う炎症性下痢です（表1）[4)]．

忽那　そんなに分けられるのか…．CRPだけじゃダメなのか？

石金　やっぱりよくわかんないから，消化器内科に相談しようよー．

志水　石金よ，逃げずに学べい！　慢性下痢の鑑別疾患は幅広い．網羅的な鑑別と精査の必要があるからこそ，われわれの出番である．肝に銘じよ．

表1 慢性下痢の鑑別疾患

| 分泌性下痢 | ・過敏性腸症候群<br>・ホルモン産生腫瘍（ガストリン，VIP，カルチノイド）<br>・microscopic colitis<br>・内分泌疾患（甲状腺機能亢進症など） | 炎症性下痢 | 炎症性腸疾患<br>・Crohn 病<br>・潰瘍性大腸炎 |
|---|---|---|---|
| | | | 悪性腫瘍<br>・大腸癌<br>・リンパ腫 |
| 浸透圧性下痢 | ・炭水化物吸収不全（乳糖，フルクトース）<br>・糖アルコール（キシリトール，ソルビトールなど） | | アミロイドーシス |
| | | | 膠原病<br>・SLE<br>・Sjögren 症候群<br>・顕微鏡的多発血管炎 |
| 脂肪性下痢 | ・セリアック病<br>・Whipple 病<br>・膵外分泌機能不全<br>・胃バイパス術後<br>・リンパ障害（うっ血性心不全）<br>・ジアルジア症 | | 感染症<br>・*Clostridium difficile* 感染<br>・細菌性下痢<br>・寄生虫感染<br>・ウイルス感染（CMV，HSV）<br>・結核 |

VIP：血管作動性腸管ペプチド，SLE：全身性エリテマトーデス，CMV：サイトメガロウイルス，HSV：単純ヘルペスウイルス

（文献4より改変）

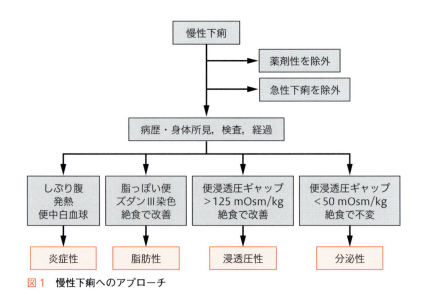

図1 慢性下痢へのアプローチ

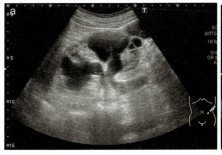 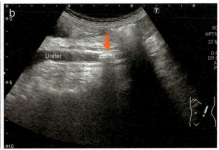

図2 腹部超音波所見
a：左水腎症，b：左尿管に音響陰影を伴う結石像

**綿貫** 慢性下痢のアプローチ（図1）としては，まず簡単に調べられる甲状腺機能，免疫不全としての HIV 感染症などをチェックしたいですね．そのうえで，便中白血球の存在は把握しておきましょう．アメーバなどの原虫感染症も重要ですから，培養検査だけでなく便の鏡検も必要になります．あとは脂肪性下痢の精査目的で便のズダンIII染色（脂肪染色），浸透圧性下痢の精査目的で便浸透圧ギャップの測定と絶食による下痢の性状変化を確認するとよいですね．そして，消化器内科の先生に大腸内視鏡をお願いする感じでしょうね．

血液検査では，Hb 17.7 g/dL，WBC 8,800/μL，Plt 25.9×10$^4$/μL，Glu 196 mg/dL，HbA1c 6.5%，TP 6.7 g/dL，Alb 3.7 g/dL，BUN 68 mg/dL，Cr 3.12 mg/dL，T-Bil 0.4 mg/dL，AST 20 IU/L，ALT 25 IU/L，LDH 162 IU/L，Na 137 mEq/L，K 4.5 mEq/L，Cl 102 mEq/L，CRP 13.88 mg/dL と，著明な腎障害，炎症反応を認めた．尿検査は異常なし，血液ガス分析（静脈ガス・室内気）は pH 7.312，PaCO$_2$ 26.8 mmHg，PaO$_2$ 111.4 mmHg，HCO$_3^-$ 13.4 mmol/L，Lac 0.9 mmol/L，AnGap 21 と，アニオンギャップ開大性代謝性アシドーシスを認めた．TSH 3.480 μU/mL，FT$_4$ 1.24 ng/dL と甲状腺機能異常なし．HIV 抗体・HTLV-1 抗体も陰性であった．
心電図/胸部単純X線に明らかな異常なし．腎後性腎不全の除外目的で腹部超音波を施行したところ，著明な左水腎と尿管結石が見ら

**表2 本症例のプロブレムリスト**

1. 1年半続く慢性下痢症
2. 体重減少
3. アニオンギャップ開大性代謝性アシドーシス
4. 腎不全（血尿，蛋白尿）
5. 左尿管結石，水腎症
6. 糖尿病
7. CRP上昇

> れた（図2）．慢性下痢とともに腎不全も認めたため，精査加療目的で入院となった．

忽那　なぬー!? すごい腎不全があるじゃないか！ しかも尿路結石合併か？

石金　プロブレムリストを整理すると，こうだな（表2）．

忽那　これらをすべて一元的に考えるとすれば…．そうだ，あれだ．「めっしゅれいやーあぷろーち」[5]！ CRPと慢性下痢と腎不全の原因が同じだとしたら，膠原病系統じゃないか？ 全身性エリテマトーデス（SLE）で腸炎とループス腎炎，あるいは血管炎で半月体形成腎炎と腸管病変とか…．むむっ，Sjögren症候群で自律神経障害性下痢と尿細管性アシドーシスがあれば尿路結石もできるから，Sjögren症候群はどうだ!?

石金　そういう攻めの姿勢は真似したいけど，1つの疾患に絞りすぎじゃないか？

志水　うむ．忽那一号生，それはバイ…

忽那　バイアスだろ？ わかってるさ．まぁ，まずは腎不全について，腎前性・腎性・腎後性のどれなのかが先だよな．**Point**　結石の対応は泌

**Point**

腎不全を診療する際の基本中の基本だが，まず腎後性の否定のためにエコー検査を行い，水腎症の有無を評価する．腎後性が否定できればvolumeの評価を行う．腎前性を診断するにはFENa (fractional excretion of sodium) が有用であるが，背景に慢性腎障害がある患者や利尿薬使用中の患者においてはFENaが偽陰性になることもあるため，注意が必要である．そのような場合はFEU (The fractional excretion of urea) を用いるとよい[6]．

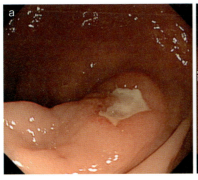 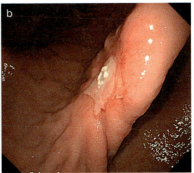

図3　下部消化管内視鏡検査所見
a：S字結腸，b：直腸

尿器科に相談しよう．慢性下痢で精査すべきSLEや顕微鏡的血管炎に関する自己抗体検査も追加して…，口腔内乾燥もあるから，まずは腎前性と考えて輸液で経過観察だな．

綿貫　素晴らしい！　その調子です．

忽那　難しいときは仕方がないが，可能であれば毎回System 1（直観的思考）でギューンとヘミングウェイしたいんだよ[7]．…そっちのほうが面白いから．

食事摂取を中止したが，水様性下痢は3〜5回/日とそれほど変化しなかった．輸液により腎不全とアシドーシスは速やかに正常化したため，腎不全の原因は主に脱水による腎前性腎不全と判断した．尿路結石については，疼痛が全くないことから慢性的な水腎である可能性もあり，泌尿器科と協議したうえでカテーテル留置などは行わないこととした．
追加検査：ズダンIII染色陰性，便中白血球陽性，便培養陰性，鏡検は3回施行したが陰性．便浸透圧ギャップ：6 mEq/L（50 mEq/L以上で浸透圧性下痢）．炎症性下痢の精査目的で各種自己抗体をチェックしたが，抗核抗体，ds-DNA抗体，SS-A抗体，PR3-ANCA，MPO-ANCAなどは陰性であった．
下部消化管内視鏡検査を施行したところ，上行結腸にびらん，S状結腸と直腸に多数の浅い潰瘍があり（図3），生検を施行したが病理

> からはリンパ球浸潤を伴う非特異的炎症所見との診断．アミロイドーシスやアメーバ腸炎などを示唆する所見はなかった．TB-PCR，CMV-PCR はともに陰性であった．念のため上部消化管内視鏡も施行したところ，胃に散在するびらんと潰瘍があった．

**石金** 腎機能，良くなっちまったな…．病理組織検査も陰性じゃ，手がかりなしだな．

**志水** 診断塾奥義其の五十七，"Tissue is issue."でも診断がつかぬとはな．

**綿貫** しかしこれで，表1に挙げた鑑別疾患の多くが除外されてきましたね．今残っているのは，こんなところでしょうか．

- **分泌性下痢**：ホルモン産生腫瘍（ガストリン，VIP，カルチノイド）
- **炎症性下痢**：炎症性腸疾患（Crohn 病，潰瘍性大腸炎）

**忽那** そうなると…あとは Crohn 病か，ホルモン産生腫瘍か？

**佐田** 貴様ラハ，答エガ既ニ見エテオルノニ目ヲ瞑ッテオルノダ．

**忽那** また禅問答みたいなコメントを…．

**石金** いや…なんか違和感が…．

**忽那** どうした？ 塾長のパワハラに対するストレス反応か？

**石金** これだけ腸管の炎症が強いのに，非特異的炎症で片づけられるのは，ちょっと違和感あるな…．そういえば俺たち，病理室にプレパラートを見に行ってないよな．病理の先生に病状をプレゼンして，臨床情報を共有しながらもう一度見てもらったほうがいいんじゃないか？

**綿貫** 確かにそうですね．気管支鏡や皮膚病理診断では，臨床情報が増えるほど診断の正確度が増すという報告もありますから[8,9]．

**志水** うむ，さっそく病理室に行くか．

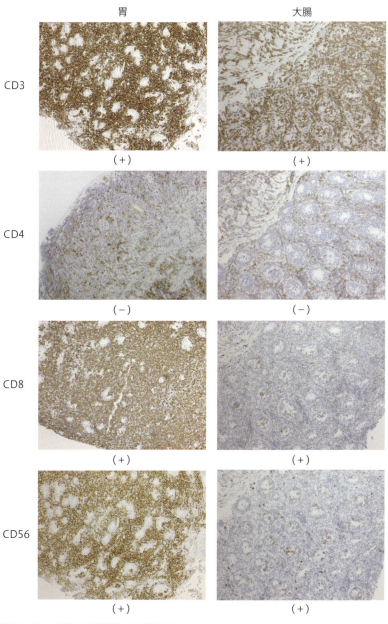

図4 胃・大腸の病理組織（免疫染色）

病理室に足を運んで相談してみると,「胃潰瘍の生検ではMALToma (MALTリンパ腫) を疑う所見です」と言われた. よく確認すると, 胃病理担当と大腸病理担当の医師が違ったため, 臨床経過を合わせてディスカッションしたところ,「Crohn病の可能性は否定できないが, 腸管原発リンパ腫の可能性も否定できない」という結論になり, 大腸・胃の免疫染色結果を待つことにした.

胃の標本の免疫染色にて, CD3 (＋), CD4 (－), CD8 (＋), CD56 (＋) と, B細胞系ではなくT細胞系の表面マーカーが陽性となった (図4左段). 大腸の病理からも同様の所見 (図4右段) が出たことから, 消化管における広範なT細胞リンパ腫の疑いが出現. 胃粘膜および大腸粘膜にてT細胞レセプター (T cell receptor：TCR) 遺伝子再構成の評価を行ったところ, どちらもγ鎖Jγおよびβ鎖Cβ1におけるTCR遺伝子再構成が陽性であった. セリアック病との関連がないことも鑑み, 腸管症関連T細胞リンパ腫 (enteropathy-associated T cell lymphoma：EATL) typeⅡと診断した.

**最終診断**

**腸管症関連T細胞リンパ腫 typeⅡ**
(Lugano国際分類：stage I, 国際予後指標 IPI：2)

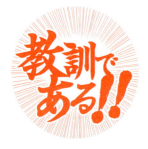

- 慢性下痢は網羅的な鑑別が必要！ 病院総合医の腕の見せどころである！
- "Tissue is issue." の先を行け！ 病理医とのコミュニケーションが, 診断をより精密なものにする！

## 解説 佐田塾長

　消化管原発リンパ腫は全消化管悪性腫瘍のうち5〜10%程度であり，節外性リンパ腫のなかでは最も頻度が高い．そのうち胃が約半数を占め，小腸が約3割，大腸が約1〜2割で，複数病変を呈するものも1割程度存在する[10]．一方で，消化管悪性リンパ腫はその診断が難しいことが多く，その理由としては，①生検サイズがリンパ節生検の検体より小さいこと，②消化管に反応性に増えている良性のリンパ球と腫瘍性リンパ球との区別が困難であることから，本症例のように診断が困難なこともしばしばある．そのため，病理医との綿密な臨床情報共有が最も重要であると考える．

　EATLは稀な疾患群であり，セリアック病に関連するtype I（欧米に多い）と，セリアック病との関連がないtype II（アジアに多い）に分かれる．全消化管部位に発生しうるリンパ腫だが，特に小腸に発生しやすい．EATL type IIはほかのリンパ腫と比べても予後不良であり，アンスラサイクリン系を含むCHOP療法，L-アスパラギナーゼを含むSMILE療法などのレジメンでも寛解率が38%しか得られない[11]．再発率も高いことから5年生存率も20%以下という，予後不良な疾患である．

**引用文献**

1) DuPont HL：Persistent Diarrhea：A Clinical Review. JAMA 315：2712-2723, 2016
2) Bartlett JG, et al：AIDS enteropathy. Clin Infect Dis 15：726-735, 1992
3) 佐田竜一，他：魁!! 診断塾―木を見て森も見よ！ の巻. medicina 52：381-385, 2015（本書第11話）
4) Juckett G, et al：Evaluation of chronic diarrhea. Am Fam Physician 84：1119-1126, 2011
5) 佐田竜一，他：魁!! 診断塾―焦らぬことが一番である！ の巻. medicina 52：992-997, 2015（本書第14話）
6) Gotfried J, et al：Finding the cause of acute kidney injury：which index of fractional excretion is better? Cleve Clin J Med 79：121-126, 2012

7) プラス・マイナス（お笑い芸人）
   https://ja.wikipedia.org/wiki/プラス・マイナス
8) Loy CT, Irwig L：Accuracy of diagnostic tests read with and without clinical information；A systematic review. JAMA **292**：1602-1609, 2004
9) Ferrara G, et al：The influence of clinical information in the histopathologic diagnosis of melanocytic skin neoplasms. PLoS One **4**：e5375, 2009
10) Howell JM, et al：Increasing incidence rates, distribution and histological characteristics of primary gastrointestinal non-Hodgkin lymphoma in a North American population. Can J Gastroenterol **26**：452-456, 2012
11) Tse E, et al：Type II enteropathy-associated T-cell lymphoma；A multicenter analysis from the Asia Lymphoma Study Group. Am J Hematol **87**：663-668, 2012

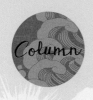

# 第25話(?)
# 儂とバイアス

佐田 竜一

皆様, はじめまして. 診断塾にて総務を担当しております落合と申します.

**総務 落合 崇**
診断塾の下支え役. 主に塾長・塾生が残す症例記録をまとめる業務を担う.

本日も診断塾では, 恒例の千本症例カンファレンスが行われております. いつもながら盛り上がって…, 石金二号生, 忽那一号生はまたしごかれてますねぇ…. 今回は私が, 塾長による熱いカンファレンスの模様を実況中継でお届けいたします.

佐田 …貴様等, 今自分ガ"**ドチラ寄リ**"カ, 把握シテオロウナ…!?

おっ, さっそく金言が出ましたね! いつも大声で塾生を震え上がらせる塾長ですが, トーン低めの口調もまた怖い…. 誰かが診断を決め打ちしたようです.

臨床推論 (clinical reasoning) の領域には dual process theory という考え方がありまして, 一般的に System 1 (直観的思考) と System 2 (分析的思考) に分かれます (表1)[1]. System 1 はどちらかと言えば熟練者の思考で, 多様な経験に基づくパターン認識で一発診断! という鮮やかな診断方法です. 逆に, System 2 はアルゴリズムに基づいた仮説演繹的思考で, 豊富な知識と時間は必要ですが, 網羅的な鑑別診断の下に思考を進めることができます.

System 1 の思考は, ともすればバイアスの影響を受けがちですし, 初学者が一発診断しようとすると, どうしても外れることも多いのです. 特に石金二号生や忽那一号生はしばしば System 1 に走りがちなのですが, 塾長はそうした塾生の思考の偏りを見抜いて, よくこの名言を発せられるのですよね. ただし, 本書をお読みの皆様はお気づきかと思いますが, 塾長ご自身のご発言はしばしば System 1 的です.

表1　System 1 と System 2

|  | System 1（直観的思考） | System 2（分析的思考） |
| --- | --- | --- |
| それぞれの特徴 | 経験則<br>パターン認識<br>無意識的 | 仮説演繹的アプローチ<br>アルゴリズム<br>意識的 |
| 利点 | 迅速・一発診断が可能 | 網羅的診断が可能 |
| 欠点 | バイアスに影響を受ける | 時間がかかる<br>豊富な知識が必要 |
| 分類 | 熟練者の思考パターン | 初学者の思考パターン |

（例）
第 4 話（セロトニン症候群）：薬ノ祟リデアル‼
第 9 話（下垂体膿瘍による二次性副腎不全に伴う徐脈性ショック）：焦ルナ，塾生達ヨ！　患者ハ奇妙ナショックヲ呈シテオル．
第 14 話（ACE 阻害薬関連血管性浮腫）：焦ラヌ事ガ一番デアル！（ACE-I…ACE 阻害薬）

　やはり真理が見えている人は違いますねぇ．原稿の執筆はめちゃめちゃ遅いけど．おっと，ついつい余計な一言を….

佐田　…今ノ時代デモ，**"CDRs"** ヲ忘レルデナイ‼

　金言，またまた出ました！　USB メモリが全盛期の今，CD-R なんて使わない，という方もいらっしゃるかと思いますが，診断学では "CDR" はまだまだ現役かつ重要でございます．もちろん，compact disc-recordable ではなく，cognitive dispositions to respond の略で，いわゆる認知バイアスと呼ばれるものです．医師も人間ですから，診断の際にどうしても "自分なりの思考" から離れることができず，それが認知バイアス，つまり認知の偏りにつながります．
　CDR には多種多様なものがあり，CDRs の祖である Croskerry 先生は 2003 年に，32 種類以上の CDRs をまとめています[2]．この御仁はさらに，2013 年には「こういった認知バイアスは 100 種類以上あるぞよ」とおっしゃっており，医師の陥りやすい罠がいかに数多くあるか，警鐘を鳴らしていらっしゃいます[3]．
　認知バイアスは診断への道筋を誤らせますので，誤診を生まないためにも，それ

表2 代表的なCDRsと，それに対する思慮深さの資質

| 代表的なCDRs | CDRsの内容 | CDRsに対する思慮深さの資質 (mindfulness qualities) |
|---|---|---|
| Fundamental attribution error | 医師が，患者のつらさや態度を軽んじることで生じる差別的ケア | 初心にかえる (openness)<br>・患者を信頼し，<br>・判断を控え，<br>・患者を受容する |
| Affective heuristic | 患者情報の解釈方法に影響を与える，医師の感情や情動のくせ | 初心にかえる (openness)<br>・患者を信頼し，<br>・判断を控え，<br>・ある1つの情報に執着しない |
| Representativeness restraint | 最も典型的/代表的なプレゼンテーションの疾患にのみ絞ること（非典型的なプレゼンテーションで生じた疾患を早期閉鎖する可能性がある） | 初心にかえる (openness)<br>・判断を控える |
| Availability | 1つの疾患を簡単に思い浮かべ，「その疾患っぽいな」と感じてしまうこと | 初心にかえる (openness)<br>・ある1つの情報に執着しない |
| Anchoring | 患者情報の限られた側面のみにフォーカスして特定の診断仮説にこだわってしまい，追加情報に応じた思考の調整ができないこと | 忍耐強く考える<br>・初心にかえり (openness)，<br>・こだわりに気づき，それを捨てて，<br>・ある1つの情報に執着しない |
| Confirmation bias | ある診断を確定するための情報を優先して調べ，その診断に反論するような情報の検索を行わない | 忍耐強く考える<br>・初心にかえり (openness)，<br>・こだわりに気づき，それを捨てる |
| Search satisficing | 1つの問題が見つかったら，ほかの問題に目を向けない傾向/逆に問題を見つけられなかったときに，ほかの思考に視野を向け続けられない傾向 | 忍耐強く考える<br>・初心にかえる (openness) |

を意識する鍛錬が必要です．

　ご参考まで，一般的なCDRsと，それを解決する一助をお示しいたしましょう（表2）[4]．もしかしたら皆様も，これらの認知バイアスをご経験されたことがあるのではないでしょうか？ CDRsの対処策の多くには「患者を信頼する」「初心にかえる」「忍耐強く考える」といった基本的なことが書かれています．実は塾長が常々叫ばれていることも，よくよく聴けば，実はこうした基本的かつ大事

なことをおっしゃっているだけなのです．ただ，これが簡単なようで，現場ではなかなかできない．だからこそ患者さんの前で心を閉じず，忍耐強く考え続けることを練習し続けなければならないのですね．

　実はこうした mindfulness qualities は，かの William Osler 大先生の『平静の心（*Aequanimitas*）』と少しつながっていますー[5]．William Osler 大先生は，認知バイアスの解決法を 19 世紀の段階で既に見いだしていらっしゃったのかもしれませんねぇ…．

　…おっと，長話をしている間に，カンファレンスも終了のようです．今回は塾長による 2 つの金言をご紹介することになりましたが，塾生の「認知バイアス」を意識しながら，あらためて本書を読み返してみると，また新たな気づきが生まれることでしょう．ぜひお試しあれ！

### 文献
1) Norman G：Dual processing and diagnostic errors. Adv Health Sci Educ Theory Pract Suppl **1**：37-49, 2009
2) Croskerry P：The importance of cognitive errors in diagnosis and strategies to minimize them. Acad Med **78**：775-780, 2003
3) Croskerry P：From mindless to mindful practice--cognitive bias and clinical decision making. N Engl J Med **368**：2445-2448, 2013
4) Sibinga EM, Wu AW：Clinician mindfulness and patient safety. JAMA **304**：2532-2533, 2010
5) 日野原重明，仁木久恵（訳）：平静の心―オスラー博士講演集，医学書院，2003

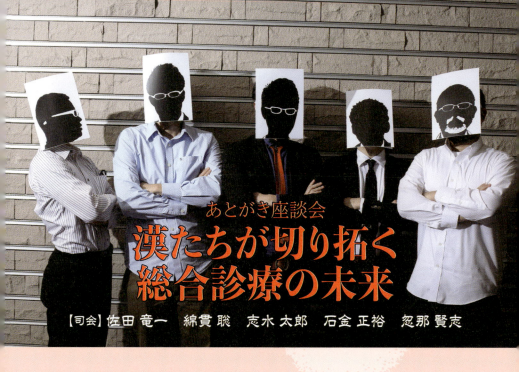

あとがき座談会
# 漢たちが切り拓く総合診療の未来

【司会】佐田 竜一　綿貫 聡　志水 太郎　石金 正裕　忽那 賢志

**佐田**　2年にわたる「魁!! 診断塾」の連載，皆さんお疲れ様でした．連載を終えた今，振り返ってみていかがですか？

**忽那**　今までにない，挑戦的な内容だったと思います．

**佐田**　忽那先生，ほとんどCRPのことしか話してませんでしたものね（笑）．

**志水**　私は皆さんの発言をキャラクター設定に基づいて修正するのが主な仕事でした．ちなみに，私のキャラは大豪院邪鬼[*1]をイメージしています．「死ねい，貴様！」みたいな（笑）．

**佐田**　よく奥義を連発してましたね．

**綿貫**　私は教官だったので，ひたすら知識を披露する役でしたが，実際には皆さんに台詞を作成してもらうことが多かったですね．実際の私は，こんなにロジカルに考えていないもの（笑）．

**佐田**　いえいえ，綿貫先生のイメージと非常にマッチしていて良かったです．石金先生は…．

**石金**　よく焼きそばパンを買いに行かされていましたね．パシリ的な扱いで

---

*1 漫画「魁!! 男塾」の登場人物．男塾の三号生筆頭として，総代を務める．"男塾の帝王" とも呼ばれる男．

(笑).
綿貫　常に議論の口火を切る感じでしたよね.
佐田　私は教官やほかの塾生のサポートを受けながら,回を重ねるごとに,石金先生がだんだん診断できるようになっていく姿を意識して書いていました.
綿貫　レジデントをモチーフとした石金二号生の成長物語でもあるんですね.

## 結局,画像検査なの？

佐田　全24回の連載のなかでは,さまざまな画像検査が診断に寄与する場面がありましたが,読者に「結局,CTじゃん」とか「結局,FDG-PET-CTじゃん」と思われていないか,ちょっと心配してます.
綿貫　本連載で取り上げた症例は東京GIMカンファレンス(以下,東京GIM)がベースとなっているので,基本的に一筋縄ではいかないケースであり,診断を詰めていく過程で画像を撮ることが多くなりがちという事情があります.
忽那　確かに画像が決め手になることも多かったですが,まずは病歴や身体所見から鑑別診断を絞って,「なぜCTを撮るのか」という過程をきちんと描いていたので,大丈夫だと思います.「よくわからないから,とりあえずFDG-PET-CT」みたいな感じではなかったですよね.
佐田　会話のやり取りは不真面目でも,病歴から鑑別を考えて,身体所見から絞り込んで,そのうえで検査に進むという,きわめてベーシックかつオーソドックスな内容でした.
綿貫　ちゃんとclinical problem solvingになっていたと思います.
佐田　CTやFDG-PET-CTといった画像検査は所在診断というか,「どこに何があるか」を特定するツールでしかありません.ですから,どのような疾患なのかが事前にある程度想像できていないと,撮影された画像のどこにフォーカスを絞ってチェックすべきかが定まらない.病歴と身体所見に基づいた,検査に至るまでの議論がとても大事だと思います.
石金　ところで,画像検査を行うときに造影もしたほうがよいケースってどのような場合でしょうか.情報量が多くなるので,アレルギーなどの禁忌がなければ,なるべく造影したほうがいいのかなと思うのですが…….
志水　基本的に,造影を行うのは出血など血管系の異常と,膿瘍などの炎症を調べたいときですよね.一般内科で画像検査を行う場合の多くがこれに該当すると

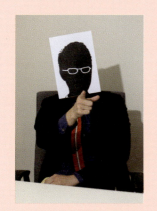

## 佐田 竜一
亀田総合病院 総合内科/内科合同プログラム

2003年大阪市立大学医学部卒．佐久総合病院にて初期・後期研修．2008年より天理よろづ相談所病院総合診療教育部を経て，2010年より同院医員．2013年より亀田総合病院に赴任し，腫瘍内科，総合診療・感染症科を経て，2014年より現職．日本に数少ないと思われる「内科医」を目指し，日々研鑽中．
趣味は音楽鑑賞．一番尊敬しているartistはPUNPEEとS.L.A.C.K.．メールアドレスはsadametal@gmail.comだが，最近メタルは卒業気味．座右の銘は「適当にいけよ，考えこむな」．

思われるので，私は造影をデフォルトに考えています．

**綿貫** 実際のところ，禁忌がない限り，単純撮影のみとすべきケースは結石を見たい場合など，限られていますよね．

**佐田** ただ，造影剤のアナフィラキシーは結構な頻度——1万人に1〜4人くらい[1,2]——で，下手をするとICU行きになることもありますから，造影までしてCTを撮影すべきかということは，常に考えるべきですよね．

**綿貫** ところで，FDG-PET-CTについてはまだ新しいものという印象があって，CTやMRIに比べると，どのようなときに撮るべきかが確立されていないように感じています．皆さんはどのように使われていますか．

**忽那** そもそも，FDG-PET-CTが使える施設がまだ限られていますしね．

**佐田** まずは不明熱で血管炎をチェックしたいとき．それから，深部のリンパ節のみが腫れているリンパ腫など，「生検のハードルが高いけど，一発で決めたい！」というとき．個人的には，この2つかなと思います．この2つはPMR（リウマチ性多発筋痛症）のmimickerなので鑑別すべきケースは意外に多いのですが，多くの場合はしっかり身体診察をすることで解決します．FDG-PET-CTに頼るのは，それでも病変を見つけられない場合です．

**綿貫** コストの面からも，乱用は避けたいですよね．

**志水** 同感です．私は今，大学病院に所属しているので，ボタン1つでCTやFDG-PET-CTがオーダーできる環境にいます．でも，総合診療科に紹介されてくるケースは画像も含めて一通りの検査がやり尽くされた後であることが多く，そうしたときに頼るべきはやはり病歴と身体所見になることが多いです．塾

生の1人として，本連載で繰り広げられた"ベーシックな戦い方"はリアルでも通用することを，あらためて実感しています．

## 診断だけが医師じゃない

佐田　「診断塾」なので，診断をメインに解説してきましたが，診断がついた後のマネジメントも，当然ながら同じくらい大事ですよね．

忽那　塾生心得の第二条「治療が反応し，改善するまでが診断である！」の通り，結局，治療して治るまでは本当にその診断が正しいかどうかはわかりませんから．

佐田　膠原病がまさにそうですよね．分類基準はあっても診断基準がないので，治療の結果を見て初めて診断がつく．

石金　ただ，極端な話，診断がつかなくても患者さんが治ればよいってことはありますよね．実際，「○○の可能性が高い」くらいで診断が確定しないまま治療を進めて，良くなったのでそのまま退院，ということは結構あります．

佐田　医師からすれば診断をつけたい思いは強いですが，患者さんからすれば症状の改善が第1目標です．patient first の視点からも，それは大事なことです．

志水　診断して終わり，ではなくて，治療はもちろん，患者さんの人生がその後どうなるのかということこそが，大切ですからね．

綿貫　仮に病院内の診療体制において，その部門の仕事が診断をつけることのみであったとしても，その先のマネジメントを意識しながら診断しなければいけないと思います．

志水　診断というのはその患者さんの方針を決めるうえで最も重要な判断の1つですから，自分の診断が本当に妥当性のあるものであったのか，その後も見守るべきですよね．

忽那　佐田先生の施設では「なぜその病気になったのか」から「次にそうならないために何ができるか」までを考えさせていますよね．この「予防」は患者さんにとって，とても大事なことだと思います．次は「魁!! 予防塾」を連載してもいいくらいに (笑)．

佐田　特に感染症領域は診断・治療と同じくらい，ワクチン接種や，感染源への曝露を避けるといった「予防」が重要ですよね．

　ただ，ここで最後に1つだけ言いたいことを言わせていただくと (笑)，「診断

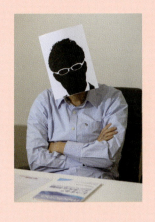

### 綿貫 聡

東京都立多摩総合医療センター 救急・総合診療センター

2006年東京慈恵会医科大学医学部卒．東京都立府中病院にて初期・後期研修．2012年より東京都立多摩総合医療センターに勤務し，救急診療科，総合内科，リウマチ膠原病科を兼務．2016年より，同院に発足した救急・総合診療センターにて医長を務める．

臨床現場での診断エラー，卒後研修教育，マネジメント・組織運営に興味があり，学習を続けつつ，院内外での教育活動を行っている．2012年より東京GIMカンファレンス代表世話人．趣味はスポーツ観戦，読書．特に，選手の心理面や行動の決断過程に着目して描かれたスポーツ・ノンフィクション全般（山際淳司氏のコラムや，文藝春秋の『Number』誌など）を好む．最近響いた言葉は，「継続とは"小さな問い"を立てること」．

は気持ちいい」のです．自分の診断によって治療方針が決まり，そして患者さんが元気に社会復帰していったというのは——つまるところ「オレの診断で良くなったぜ！」と思うことは——，医師のself-efficacyとして重要ではないか，と感じています．「自分が正確に診断できるかどうかなんてどうでもいい．"患者さんが良くなれば，それでいいんだ"と思え」とは，私個人として，若い先生には言いづらいですね．……この発言，オフレコにしておきましょうか．

**忽那** いえ，大事だと思います．残しましょう（笑）．

**綿貫** 確かに，診断がビシっと決まれば「自分がいてよかった」と感じることができるとは思うのですが，石金先生が言われたように診断がつかないことも多いので，"たまにもらえるご褒美"くらいの感じでしょうか．私としてはむしろ，世の中すべてはそう簡単に白黒つかないというか，臨床ではグレーなことが多々あるということを，若い人に知っておいてほしいですね．

**佐田** そのとおりです．あくまで「患者マネジメント」が最重要項目であって，「診断」はそのツールの1つですよね．そこを履き違えなければ，診断力を磨くことは間違いなく患者マネジメントを向上させます．ただ，治療方針や患者アウトカムを変えないにもかかわらず，「診断のために！」と言ってさまざまな検査をすることは本末転倒です．その部分は若い先生にも明確にお伝えしたいですね．

## 研修医の指導って，大変だよね

**佐田** この連載では，「診断塾」で塾生たちがビシビシ指導される…という設定で，私や綿貫先生，志水先生が指導医，忽那先生と石金先生は研修医のような役

割を演じていました．でも，実際には指導医であるお2人は，普段どのような教育をされているんですか？

**忽那** 私の場合は基本的に，一緒に考えて，一緒に鑑別を立てて，一緒に治療方針を検討しています．治療方針は，まずは研修医に考えてもらって，私の考えとずれがある場合は，そこをディスカッションしながら埋めていきます．最近の若者は，あまり頭ごなしに厳しく言うと，すぐ辞めてしまいますから….

**佐田** それこそ診断塾にみたいに，「この馬鹿者がっ!!」などと言ってはいけないわけですね（笑）．

**石金** 私は，自分自身が研修医のときに受けた指導が1つのモデルになっています．「研修医のうちはとにかく多くの患者を診なさい」「頭で考える前に足を動かしなさい」，そして「患者さんを自分の家族と思って接しなさい」です．当時の指導医は，時に1日100人近い外来患者を診療しつつ，検査日は検査を行い，自分自身でもプライマリーで入院患者のマネジメントをしながら，そういった多忙の中でも，自分の時間を割いて私たちを指導してくれました．ですので，多少(!?)，理不尽な指導があっても我慢することができましたね（笑）．でも，ここ10年くらいで，研修医そのものが私たちの頃と変わってきたと感じます．あまり当直させないなど，環境面での変化もありましたが，それ以前に価値観の変化というか….

**志水** 大学病院で教育に携わっていると，研修医のバリエーションが多彩です．2年間で100人くらいの研修医にかかわるのですが，本当にいろいろな人がいて，価値観もバラバラです．みんな磨き方次第で伸びるとは思うのですが，1人ひとりに合わせて指導するのは，現場の指導医にとって大変なことだと思います．特にその研修医に短い間しか関わらない場合は，相手の考え方や価値観を把握しきれないことも多いですから．

あと，忽那先生がおっしゃった研修医の"打たれ弱さ"みたいなものは，私も感じています．スペランカー[*2]の主人公みたいに繊細なところがありますね（笑）．

**綿貫** 例えばどういったときですか？

**志水** そうですね．これは今までも数多く経験したことですが，研修医に

---

[*2] 1985年に発売されたファミリーコンピュータのゲーム．洞窟探検をする主人公が弱すぎることで有名．主人公は自分の身長（16ドット）の高さから落ちただけでゲームオーバーになってしまう．

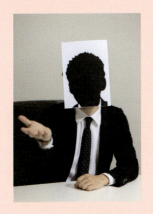

## 志水 太郎

獨協医科大学病院 総合診療科・総合診療教育センター

2005年愛媛大学医学部卒．江東病院，市立堺病院（現・堺市立総合医療センター）にて研修後，米国やカザフスタンなど数か国での総合内科武者修行・教育活動の後，2014年に東京城東病院にて総合内科を立ち上げ，2016年より現職．2011年米国エモリー大学ロリンス公衆衛生大学院にてMPH，2012年豪州ボンド大学にてMBA修了．医学博士．卒後3年目より教育世界ツアーを開始．国内では全国数十の大学および研修病院での教育回診やレクチャー活動を行っている．趣味はワイン，スイーツ，映画．座右の銘は「掲げた旗を降ろすな」．

「ちょっとカンファレンスで発表してみる？」と声をかけると，「頑張ります！」といってスライドをつくり始めます．ただ，しばらくして様子をみると，いっぱいいっぱいになってパンクしていることがあるのです．心配して声をかけると「大丈夫です」と答えるのですが，ギリギリになるまでSOSを出さないこともあります．かといって，こちらが先んじて「OK，ここまで頑張ったんだね．あとはこちらで引き受けるよ」とフォローしようとすると，「やっぱり自分はだめなんだ…」となってしまいます．「やりたい」という気持ちに対して，自分自身のキャパシティの測定障害を起こしている研修医が多いというか，別な言い方をすると"やりたい域"と"限界域"の差がほとんどないのかもしれません．

忽那　確かに，どこまでやらせるかというのはすごく難しいですよね．私自身は仕事を任せられることで自分の成長を実感できた経験が何度もあるので，できれば若い先生にいろいろな機会を与えたいのですが，失敗したときに"折れて"しまわないように，その人がどこまでやれそうかを見きわめるのはとても気を遣います．

志水　そうですね．あと，少し話が変わるのですが，上級医になればなるほど，言葉数多くしゃべらないほうがいいなと，ここ数年思うようになりました．まさにこの「診断塾」がそうですが，塾長の佐田先生の発言は毎回1〜2回，しかもワンフレーズですよね．一から十まで何でも教えるのではなく，マスター・ヨーダ[*3]のように，指導医も「一日一言しか発しないけど，その一言が珠玉のクリ

---

[*3] 映画『スター・ウォーズ』の登場人物．ジェダイ騎士のマスターの1人．小柄な老人の姿をしているが，深い洞察力と先を読む力，卓越した剣技の持ち主．

ニカル・パール」であるほうが，本当に大事なことを深く印象に残すことができるのではないかと考えています．

**佐田** 「しゃべりすぎない」というのは，本当にそのとおりです．研修医と話していて「この子はここまでは理解しているけど，これをわかっていないな」と感じたとき，「お前はこれを理解していないから，俺がすべて教えてやろう」ではなくて，「なるほど．ところで，こういう視点はどう思う？」という一言を投げかけると，自分なりに考えて答えにたどり着くことができます．そうすると達成感があるんですよね．「あれ？佐田はあんまり教えてくれなかったけど，なんか自分，できるようになったぞ」みたいな．

**綿貫** さすがですね（笑）．私は自分が教育を受けてきた過程で「このように指導してもらってよかったな」とか，「こういうふうに教えてもらいたかったな」と思ったことを，研修医の教育にもできるだけ反映しながら，日々教えています．どこまでできているのかは正直不安ですが，やはり自分が先人から受け取ったものを，次の世代につないでいきたいですね．

**忽那** 大事なことだと思います．

**佐田** もちろん個人差はありますけど，私たちのような熟年医師（？）の成長曲線は，もうある程度決まっていますよね．でも，若い人たちはまだまだ予想外の成長をして，例えばあまり目立たなかった人がチームを引っ張っていくようになることもあります．時間も負担もかかりますが，そういう姿を間近で見られるからこそ，指導医はやめられない，という部分がありますね．

## みんなこれから，どうなるの？

**佐田** さて，皆さん卒後10〜15年の医師なわけですが，今後のキャリアについては，どうお考えですか？私は医師になりたての頃，10年後にはある程度きちんと診療ができて，指導もできて，つまり職場で自分の役割を十分に果たせるようになることを1つの目標としていました．そして10年以上が経過した今，診療以外のことに割く時間が増えている現状と，昔よりもキャリアの幅が拡がっているのを感じていて，これから先はちょっと読めないな，と思っているのです．

**忽那** 私は感染症医として感染症全般が専門ではあるのですが，そのなかでも特に新興感染症や輸入感染症について専門性を高めれば高めるほど——もちろん，それはすごく面白いのですけれど——，そうした仕事のできる施設はほかにあま

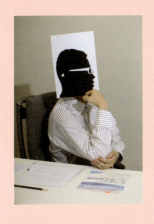

### 石金 正裕

国立国際医療研究センター 国際感染症センター・AMR 臨床リファレンスセンター

2007 年佐賀大学医学部卒．沖縄県立北部病院にて初期研修後，聖路加国際病院で内科・感染症，国立国際医療研究センター病院で HIV/AIDS 診療を学ぶ．2014 年より国立感染症研究所の実地疫学専門家養成コースに在籍し感染症疫学に出会い，国内外のアウトブレイク対応を行う．在籍中に WHO 西太平洋事務局（フィリピン・マニラ）の新興疾患への監視および対応部門にも勤務．2016 年より現職．
好物はフリスク．趣味は卓球，秘境への旅行，広島東洋カープの応援．座右の銘は「人生は決断の連続である」．

りないわけです．言わば，自分の選択肢を自分で狭めているのを最近感じていて，そろそろ少し違う方向に行ってもいいのかなと….

**佐田** ヤバい（笑）．

**石金** いきなり核心に入った（笑）．

**忽那** 本当に，これはリアルな悩みです（笑）．私はまだ卒後 13 年目ですが，もっといろいろな領域で，いろいろな症例を見たいと思うことはやはりあります．あとは今，佐田先生と同じく臨床以外の仕事がとても多いので，もっと臨床をしたいですね．

**石金** 私はちょうど卒後 10 年目になります．学生のときには公衆衛生には全く興味がなかったのですが，国立感染症研究所の実地疫学専門家養成コース（FETP-J）で学んだ 2 年間の影響が大きくて，今後も何らかの形で公衆衛生にかかわるような仕事をしていけたらと思っています．ただ，やはり臨床現場をよく知らないと，学んだことを活かせません．そうした意味でも，現在の職場は臨床をしつつ，国の「薬剤耐性（AMR）対策アクションプラン 2016-2020」[3] に関わることができるので，中期的なキャリアとしては，今の仕事を続けたいと考えています．

**忽那** 決意表明ですね．あと 5 年はうちを辞めない，と．

**佐田** これはもう，速やかに上司の先生に伝えていただかないと（笑）．

**石金** いや，いつクビになるかわからないですよ（笑）．

**佐田** では次，今年，獨協医科大学で総合診療科を立ち上げた志水先生，どうぞ．

志水　今，総合内科・総合診療に必要なのは教育の拠点を各地につくって，そこから優秀な人材を輩出していくことだと思います．大学もその役割を担う必要があると思います．大学には学生がいるからです．専門家集団のなかにおいて患者を横串的に診る総合内科・総合診療は，大学病院において相性が悪いと昔から言われていたようですが，当院の総合診療科はそれに反例を示すように非常にうまくいっています．総合内科医の養成機関として，総合内科・総合診療科が大学でもしっかり成立するということを見せたいですね．

　実は学生のとき「大学をつくりたい」と思っていたことがあって――今でも医学部をつくりたいという夢はありますが，時節によるかもしれません――，今回大学で総合診療科を立ち上げることができたのは1つのチャンスだと思っています．そして同時に，自分自身のキャリアの使命として，診断戦略の深化と世界戦略があります．

佐田　志水先生はその前に東京城東病院でも総合内科を立ち上げられて，本当にアクティブに活躍されているな，といつも見ていて思います．

　お待たせしました，綿貫先生．綿貫先生は多摩総合医療センターで診療されるようになって，もうずいぶん経ちますよね．

綿貫　11年になります．

佐田　長いですね！

綿貫　私はなんでずっと同じところにいるんですかね…．

忽那　いや，こっちに聞かれても（笑）．

綿貫　実は以前もこういう話になったことがあって，そこでは「組織に対する忠誠心」なんて言葉も出たのですが，自分としてはそれは違うと思います．おそらく，これまで一緒に働いてきた人たちと，その人たちが構成している組織に対する「仲間意識」が同じ施設にとどまっている理由なのだろうと．

佐田　ある組織の文化を変えようと思ったら，1年ではまず無理で，最短でも5年はかかると思います．さらに，新しく根づいた文化をアウトカムで評価しようと思ったら，10年は必要でしょう．ですから，病院という組織に，綿貫先生のような人は必要です．種をまいて，花が咲いて，そこから次の種が育っていくのを見られるのは幸せだろうな，と私は思うのですが．

綿貫　確かに，そうですね．まさに昨年，新たに再編された「救急・総合診療センター」に立ち上げからかかわることになりまして，現在は救急外来で診療をし

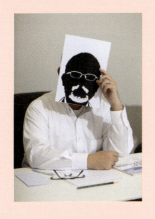

## 忽那 賢志

国立国際医療研究センター　国際感染症センター

2004年山口大学医学部卒．関門医療センターにて初期研修後，山口大学医学部附属病院，奈良県立医科大学病院，市立奈良病院にて勤務．奈良で回帰熱症例と出合い，輸入感染症を学ぶため2012年に国立国際医療センターにフェローとして勤務，2013年より現職．

趣味はお寺巡りとダニ収集．最も好きなお寺は奈良県の室生寺，最も好きな仏像は滋賀県渡岸寺の十一面観世音菩薩，最も好きな日本庭園は京都府東福寺光明院庭園，最も捕まえたいダニは京都府の無人島・沓島のCarios spp. である．

つつ総合診療医の育成に携わっています．

　自覚しておかなければと思うのは，11年も同じ組織に居続けると「今のままでいいや」という感覚になりやすくなるということです．そうなってしまったときが，たぶん移動すべきタイミングなのでしょうね．幸い，まだそうはなっていないので，日々そこに留意しながら，とりあえずこのまま進んでいくつもりです．

**佐田**　では，ゆくゆくは病院長ですね（笑）．

　私は，自分の最も大事なパワーは人とのつながりだと思っていて，志水先生のように一から何かを立ち上げることはできなくても，たくさんの人とつながることで，いろいろとできることが生まれるのではないかと考えています．まさに東京GIMがそうですね．施設を超えて人が集まることで有機的なやり取りが生まれて，そこからいろいろな学びを皆で共有するという…．この過程がやはりすばらしいなと感じています．東京GIMに限らず，こうしたネットワーク構築を今後も内科領域でやっていくことが，自分の次のステップにできればいいですね．もちろん，今後どうなるか，何が起こるかはわかりませんけれど．

**忽那**　私は何かあったら，志水先生がつくる医学部の教授にしてもらいます（笑）．

**綿貫**　えっ，それは一応，公募なのですよね（笑）．

**忽那**　表面上はね．実際は出来レースだから（笑）．

**佐田**　私は秘書ということで（笑）．

**石金**　私は焼きそばパンの買い出し係をやります（笑）．

**志水**　では，そのときはパン屋をやります．昔から憧れで（笑）．

佐田　……こんな感じに，バリエーション豊かな人たちによって，今後も東京GIMが盛り上がっていけばいいなと思います．本日はありがとうございました．

――終了――

**文献**
1) Neugut AI, et al：Anaphylaxis in the United States；an investigation into its epidemiology. Arch Intern Med **161**：15-21, 2001
2) Simons FE, Sampson HA：Anaphylaxis epidemic；fact or fiction? J Allergy Clin Immunol **122**：1166-1168, 2008
3) 国際的に脅威となる感染症対策関係閣僚会議：薬剤耐性（AMR）対策アクションプラン 2016-2020, 2016
   http://www.mhlw.go.jp/file/06-Seisakujouhou-10900000-Kenkoukyoku/0000120769.pdf

# 索引

## 欧文

| | |
|---|---|
| ACE 阻害薬関連血管性浮腫 | 144 |
| AIUEO TIPS | 28 |
| anchoring bias | 131 |
| availability bias | 90 |
| Burkitt リンパ腫 | 202 |
| *Campylobacter fetus* | 169 |
| Centor's Criteria | 63 |
| Common is common | 63 |
| EATL | 243 |
| Hunter criteria | 52 |
| IVLBCL | 179 |
| killer sore throat | 35 |
| laboratory error | 192 |
| LDH が上昇する疾患 | 201 |
| OPQRST | 36 |
| PFAPA 症候群 | 68 |
| pre-PET probability | 177 |
| Prehn 徴候 | 54 |
| *Streptococcus suis* | 106 |
| target sign | 141 |
| Tissue is issue | 224 |
| TSS | 212 |
| Whipple 病 | 232 |

## 和文

### ● あ行

| | |
|---|---|
| 悪性症候群 | 49 |
| アジア渡航者の発熱 | 110, 155 |
| 胃腸炎 | 72 |
| 嚥下時痛 | 35 |
| 悪寒 | 205 |
| オッカムの剃刀 | 16, 120, 195 |

### ● か行

| | |
|---|---|
| 開口障害 | 35, 217 |
| 下垂体膿瘍 | 98 |
| 化膿性門脈血栓性静脈炎 | 80 |
| 感染性心内膜炎 | 100, 169 |
| カンファレンスバイアス | 184 |
| 気管支壁肥厚 | 150 |
| 急性 HIV 感染症 | 63 |
| 急性腸炎 | 109 |
| 痙笑 | 218 |
| 血管炎のクラスター | 196 |
| 血管内大細胞型 B 細胞リンパ腫 | 179 |
| 下痢 | 73, 234 |
| 検査エラー | 192 |
| 抗 NMDA 受容体陽性脳炎 | 33 |
| 抗酸菌塗抹検査 | 21 |

### ● さ行

| | |
|---|---|
| 細菌性肺炎 | 171 |
| 再発性多発軟骨炎 | 151 |
| ジカ熱 | 160 |
| 子宮留膿腫 | 135 |
| 脂肪塞栓 | 138 |
| 小腸壁肥厚 | 142 |
| ショック | 205 |
| 視力障害 | 91 |
| 腎梗塞 | 59 |
| 振戦 | 47 |
| 腎不全 | 238 |
| 脊髄梗塞 | 87 |

石灰化頸長筋腱炎 ……………………… 40
セロトニン症候群 ………………… 49, 51
せん妄 ……………………………………… 44

側頭動脈炎 ……………………………… 90

● た行
脱力 ………………………………………… 82
タンポン ………………………………… 163

チクングニア熱 ………………………… 157
腸管症関連T細胞リンパ腫 ………… 243
腸チフス ………………………………… 115
直腸診 …………………………………… 75

デング熱 …………………………… 24, 157

トキソプラズマ症 ……………………… 123
毒素性ショック症候群 ……………… 212
突然発症 ………………………………… 56

● な行
日光過敏症 ……………………………… 26

膿尿 ……………………………………… 111

● は行
梅毒 ……………………………………… 154
破傷風 …………………………………… 221
パラチフス ……………………………… 115
バリスム ………………………………… 45

比較的徐脈 ……………………………… 18
皮疹 ……………………………………… 153
ヒッカムの格言 …………… 17, 120, 187
百日咳 …………………………………… 24

豚溶連菌感染症 ………………………… 106
ぶどう膜炎 ……………………………… 118
分配性ショック ………………………… 206

● ま行
慢性下痢 ………………………………… 236

ミオクローヌス ………………………… 45

霧視 ……………………………………… 118

● ら行
リンパ節炎 ……………………………… 121

レジオネラ症 …………………………… 185